扫码学中医丛书

扫码学按摩

臧俊岐　主编

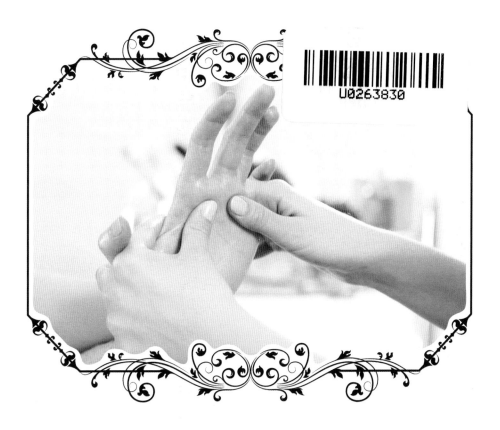

SPM 南方出版传媒

广东科技出版社 | 全国优秀出版社

·广州·

图书在版编目（CIP）数据

扫码学按摩 / 臧俊岐主编. — 广州：广东科技出版社，
2018.9
　（扫码学中医丛书）
　ISBN 978-7-5359-6575-2

Ⅰ.①扫…　Ⅱ.①臧…　Ⅲ.①按摩疗法(中医)　Ⅳ.①R244.1

中国版本图书馆CIP数据核字(2017)第307881号

扫码学按摩
Saoma Xue Anmo

责任编辑：方　敏　李　莎
封面设计：深圳市金版文化发展股份有限公司
责任校对：黄慧怡
责任印制：吴华莲
出版发行：广东科技出版社
　　　　　（广州市环市东路水荫路11号　邮政编码：510075）
http://www.gdstp.com.cn
E-mail：gdkjyxb@gdstp.com.cn（营销）
E-mail：gdkjzbb@gdstp.com.cn（编务室）
经　　销：广东新华发行集团股份有限公司
印　　刷：深圳市雅佳图印刷有限公司
　　　　　（深圳市龙岗区坂田大发路29号C栋1楼　邮政编码：518000）
规　　格：723mm×1 020mm　1/16　印张12　字数250千
版　　次：2018年9月第1版
　　　　　2018年9月第1次印刷
定　　价：38.80元

如发现因印装质量问题影响阅读，请与承印厂联系调换。

　　中医按摩疗法是现代人追求的自然绿色疗法之一，一无药物的副作用，二对身体无损伤，且简便易行，平稳可靠。养生家们将其作为益寿延年的方法积累、整理并流传下来，成为深受广大群众喜爱的健康养生方法。对西医疗效欠佳的某些慢性病、疑难病，按摩疗法还能起到意想不到的效果，如哮喘、头痛、高血压、失眠、中风后遗症、失眠、黄褐斑等。

　　在传统中医理论中，人体经络是人体功能的调控系统，身体内外的组织器官都要通过经络紧密相连，相互影响。中医经穴理疗法的按摩就是通过刺激经络上的腧穴，激发人体的正气，协调脏腑阴阳，达到防病治病的目的。本书详细介绍了按摩对人体的作用、按摩的方法及注意事项，让读者对按摩有一个初步的认知。书中首先对按摩的基础知识进行普及，清晰地介绍了按摩的手法、作用机制、适应证和禁忌证、注意事项等，随后特别筛选出一些日常生活中常见的小病小痛的中医经穴按摩治疗方法，包括两性病症、小儿疾病和中老年慢性疾病。

　　为了让读者朋友们阅读更加方便，针对每种疾病的按摩治疗，我们都配有真人操作彩图和清晰的穴位定位图，即使你对穴位知识知之不多，书中的图片标示清晰，一目了然，让你轻松掌握穴位按摩治疗疾病的方法。另外，我们在每一特效穴旁边均配有真人同步演示视频，只要扫一扫二维码就可边看边学边操作，在家就能轻松进行自我养生保健，祛除常见病症。

　　平时多做些中医经穴按摩，既可以让你远离小病小痛，还可以缓解慢性病给我们带来的痛苦。

　　提示：有些视频里没有提到的穴位也会出现在文中，根据排版需要，会适当增减穴位，书中未选的穴位也可以随视频一起操作。

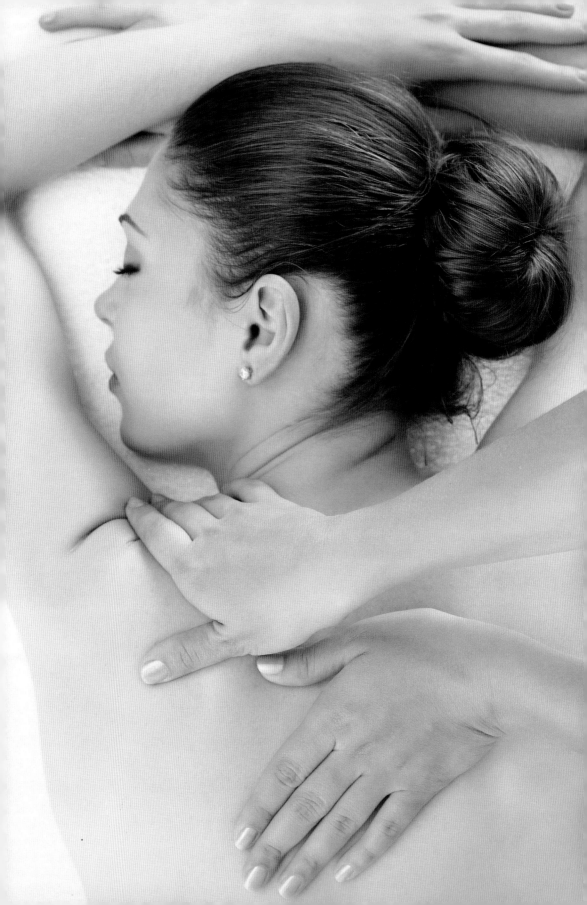

目录
CONTENTS

CHAPTER 1 老祖宗的智慧——推拿按摩祛病养生

CHAPTER 2 按摩养生,防患于未然

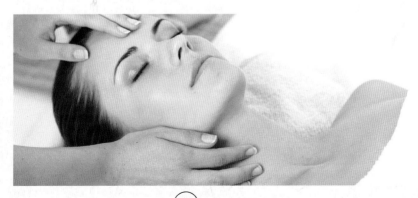

CHAPTER **3** 手到病自除——做自己最好的按摩师

CHAPTER 4　慢性疾病不用愁，按摩祛病痛

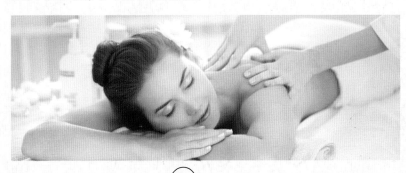

CHAPTER 5 告别两性病痛，不再讳疾忌医

CHAPTER 6 儿科疾病按摩，捏捏按按百病消

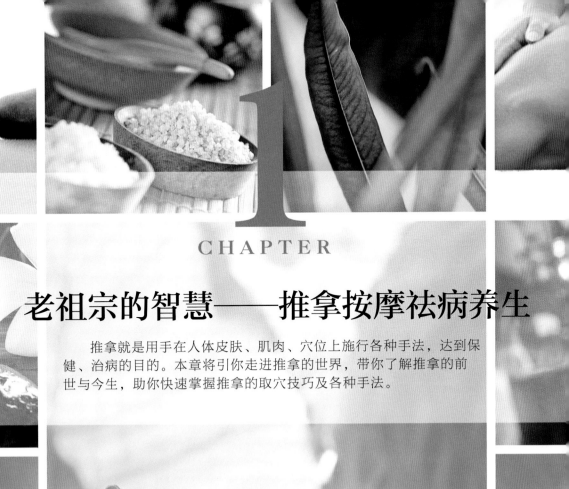

1
CHAPTER

老祖宗的智慧——推拿按摩祛病养生

推拿就是用手在人体皮肤、肌肉、穴位上施行各种手法，达到保健、治病的目的。本章将引你走进推拿的世界，带你了解推拿的前世与今生，助你快速掌握推拿的取穴技巧及各种手法。

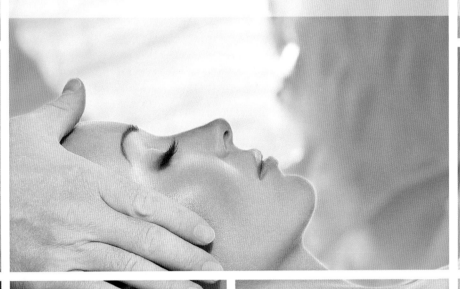

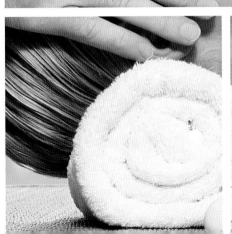

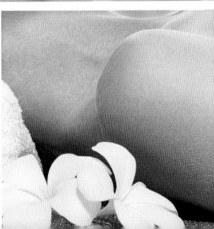

❧ 探知推拿的"前世与今生" ❧

提到推拿，常会联想到按摩，还常常将推拿按摩并称。推拿与按摩之间到底是什么关系？两者的意义相同吗？带着这些疑问，让我们一起走进推拿的世界，找寻问题的答案。

● 推拿的"前世"——推拿的起源 ●

推拿是人类最古老的一门医术，属于中医的外治法，是中医学伟大宝库的重要组成部分。推拿的起源，萌芽于人类本能的自我防护。在原始社会，人类长期进行着繁重而艰苦的劳动，再加上饮食粗糙、衣不保暖，损伤和病痛经常发生。人们本能地用手抚摸、拍打伤痛部位及其周围，"按以止血，摩以消肿止痛"。当这种抚摸、拍打使疼痛减轻后，人类从中不断地积累经验，逐渐由自发的本能行为发展到有意识的医疗行为，再经过治疗实践不断地总结、提高，最终形成了推拿医术。

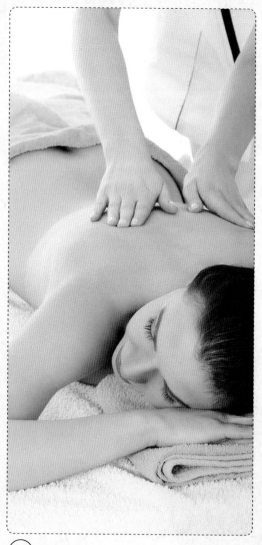

推拿在古代被称为"按摩""按跷""乔摩""挢引""案扤"等。先秦时期，按摩是主要的治疗和养生保健手段。唐代之前，常常将"导引"和"按摩"合在一起称谓，其实这是两种密切相关却又有所区别的防治方法。导引是配合呼吸，进行自我手法操作、自主活动防治疾病和强身保健的方法；而按摩则是配合呼吸，既可自我操作，也可由他人操作的防病治病的方法。两者当中的自我手法操作，既可称为按摩，也可称为导引。

●推拿的"今生"——推拿的发展及现况●

早在秦汉时期，我国的医学著作中就有对推拿防治疾病的方法进行了完整的记载。据《汉书·艺文志·方技略》所记，当时有推拿专著《黄帝岐伯按摩经》十卷，可惜这部我国最早的推拿学专著早已失传。幸好，《黄帝内经》中亦有不少相关章节，对推拿起源、手法、临床应用、适应证、治疗原理都有阐述。

到了东汉，张仲景在《金匮要略》中第一次将膏摩疗法列入预防保健方法中，还介绍了一种用于推拿治疗头风的摩散，里面仅附子和盐两味药。后世的"摩顶膏"之类的药剂，都是由此发展而来的。

东晋时期，葛洪在《肘后救卒方》中记载了治疗卒心痛和卒腹痛（突发的心痛和腹痛）的推拿方法，其中治疗卒腹痛所用的方法就是最早的捏脊疗法。捏脊疗法的出现，表明推拿手法已逐渐从简单的按压、摩擦向手指相对用力且双手协同操作的方向发展，手法更为成熟。

隋唐时期，推拿已发展为一门专业的治疗方法。隋朝太医署首次设立了按摩博士。唐太宗在隋朝已有的基础上，建立了规模更大、设备更加完善的太医署，并在其中设立了按摩科。

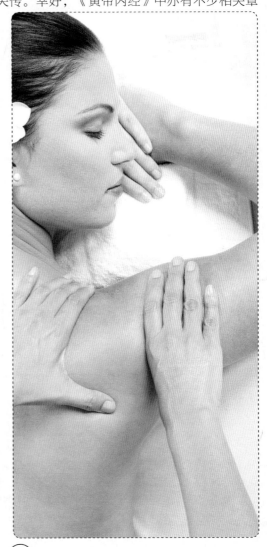

宋、金、元时期，推拿作为一种治疗方法，被广泛地应用于临床各科，并在此基础上产生了丰富的诊疗理论，使对推拿治疗作用的认识得到不断的深化。宋代还开始运用按摩催产，如宋医庞安时用按摩法催产获得了"十愈八九"的效果。

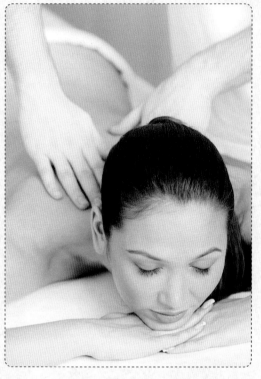

明代太医院将推拿列为医术十三科之一。推拿在明朝时期的发展有两个显著特点：一是"推拿"的名称开始取代"按摩"，二是形成了小儿推拿的独特体系。《小儿按摩经》被收录于明代名医杨继洲的《针灸大成》一书中，是我国现存最早的推拿专著。

民国时期，由于当时的医疗卫生政策不重视中医，尤其不重视操作型的医疗技术，所以，推拿只能以分散的形式在民间存在和发展。由于地域性的原因，推拿发展出多种多样各具特色的推拿学术流派，如鲁东的儿科推拿、北方的正骨推拿、江浙的一指禅推拿等。这些众多的学术流派是我国推拿学科的一大特色。

新中国成立之后，推拿的临床、教学、科研、推拿著作的出版和推拿队伍的建设，都出现了空前繁荣的景象。推拿在临床上被广泛地应用于内科、妇科、外科、儿科等病症，治疗病种有二百余种，其中以运动系统、神经系统、消化系统疾病为主。腰椎间盘突出症、颈椎病、肩周炎、小儿腹泻已成为推拿治疗首选的四大疾病。

纵观推拿的发展历史，我们可以发现，推拿和按摩既有不同之处，又密切相关。早期的按摩手法种类很少，常用的是按和摩两种手法，而且仅用于少数的疾病，随着发展，手法种类逐渐增多，分类也逐渐合理，按摩一词逐渐被推拿这个明确的概念所取代，到明代就把按摩的名称改为推拿了。从按摩到推拿，标志着推拿发展史上的一个很大的飞跃。常用手法有按、摩、推、拿、揉、捏、颤、打八种，这些手法不是单纯孤立地使用，常常是几种手法相互配合进行的。

目前，有些地区对推拿按摩的称呼仍较为模糊，统称为推拿按摩。医学院校基本都是以推拿系作为学科命名，而在生活中，人们通常以按摩一词来称。

❧ 了解推拿的辨证论治基础 ❧

　　经络是运行气血、联系脏腑和体表及全身各部的通道。经，原意是"纵丝"，有路径的含义，即直行主线的意思，是经络系统中的主干，深而在里，贯通上下，沟通内外；络，有网络的含义，是经脉别处的分支，浅而在表，纵横交错，遍布全身。

　　经络中的经脉、经别与奇经八脉、十五络脉，纵横交错，入里出表，通上达下，联系人体各脏腑组织；经筋、皮部联系肢体筋肉皮肤；浮络和孙络联系人体各细微部分。经络是人体气血运行的通道，能将营养物质输送到全身各组织脏器，使脏腑组织得以营养，筋骨得以濡润，关节得以通利。

　　经络"行血气"而使营卫之气密布周身，在内和调于五脏，洒陈于六腑，在外抗御病邪，防止内侵。外邪侵犯人体由表及里，先从皮毛开始。卫气充实于络脉，络脉散布于全身而密布于皮部，当外邪侵犯机体时，卫气首当其冲发挥其抗御外邪、保卫机体的屏障作用。如《素问·缪刺论篇》所说："夫邪客于形也，必先舍于皮毛，留而不去入舍于孙脉，留而不去入舍于络脉，留而不去入舍于经脉，内连五脏，散于肠胃。"

　　经络学说阐述人体经络的循行分布、生理功能、病理变化及其与脏腑的相互关系，是针灸学科的基础，也是中医基础理论的重要组成部分。经络理论贯穿于中医的生理、病理、诊断和治疗等各个方面，对中医各科的临床实践有重要指导意义。医家通过辨证，可以选择不同的经络进行施治。古人有"宁失其穴，勿失其经"的记载，经络是推拿辨证论治的基础。

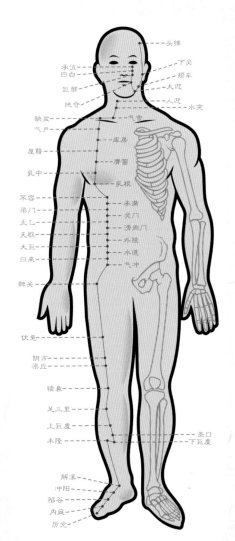

"推"掉病痛，"拿"来健康

现在，越来越多年轻人处于亚健康状态，容易感觉疲劳，甚至全身乏力。这时，我们可以通过推拿，刺激身体一些穴位，达到消除身体疲惫、改善疲惫感、提高工作效率的目的。

推拿如何疗疾保健

疏通经络，行气活血

经络，内属脏腑，外络肢节，通达表里，贯穿上下，像网络一样遍布全身，将人体各部分联系成一个有机整体。它是人体气血运行的通路，具有"行气血而营阴阳、濡筋骨、利关节"的作用，以维持人的正常生理功能。

推拿手法作用于经络腧穴，可以疏通经络、行气活血、散寒止痛。其中的疏通作用有两层含义。首先，通过手法对人体体表直接刺激，推动了气血的运行。正如《素问·血气形志篇》中说："形数惊恐，经络不通，病生于不仁，治之以按摩醪药。"其次，通过手法对机体体表做功，产生热效应，从而加强了气血的流动。

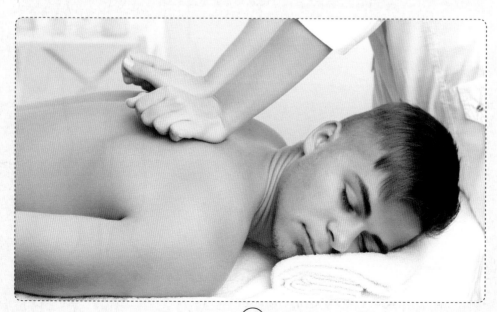

理筋整复，滑利关节

　　筋骨、关节是人体的运动器官。气血调和、阴阳平衡，才能确保机体筋骨强健、关节滑利，从而维持正常的生活起居和活动功能。推拿理筋整复、滑利关节的作用主要体现在三个方面：一是手法作用于损伤局部，可以促进气血运行、消肿祛瘀、理气止痛；二是推拿的整复手法可以通过力学的直接作用来纠正筋出槽、骨错缝，达到理筋整复的目的；三是被动和主动运动相结合的手法可以起到松解粘连、滑利关节的作用。

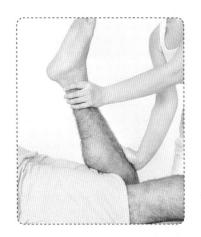

提高免疫力，充沛阳气

　　疾病的发生、发展及恢复的过程，是正气和邪气互相斗争、盛衰消长的结果。"正气存内，邪不可干"，只要机体有充分的抗病能力，致病因素就不起作用。脏腑有受纳排浊、生化气血的功能，与人体的正气有直接的关系。

　　推拿手法作用于人体体表的相应经络腧穴上，可以改善脏腑功能，增强正气，提高抗病能力。推拿手法对脏腑的作用主要体现在三个方面：一是手法作用在体表的相应穴位上，可增强经络的功能，经络通于脏腑，从而可增强脏腑的功能；二是推拿可通过调节脏腑的功能，来治疗脏腑的器质性病变；三是通过调整脏腑功能，使机体处于良好的功能状态，有利于激发体内的正气，增强机体的抗病能力。

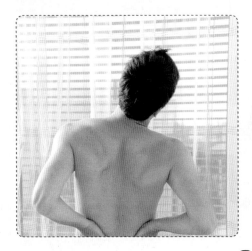

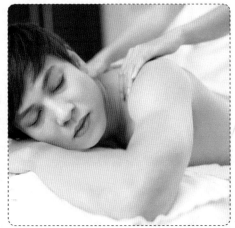

明了推拿功效，操作事半功倍

　　随着推拿在临床的广泛应用，现代医学也开始关注和分析推拿疗法对人体的作用。通过研究，现代医学发现推拿疗法对人体有如下作用。

改善皮肤的营养

　　直接接触皮肤的摩擦类手法，可以清除局部衰亡的表皮层，改善皮肤的呼吸，有利于汗腺和皮脂腺的分泌，并使皮肤内产生一种类组胺物质，这种物质能够活跃皮肤的血管和神经，使皮肤的血管扩张，改善皮肤的营养，从而使皮肤变得光泽、美丽且富于弹性。

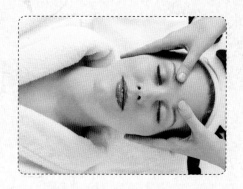

增强肌肉的张力和弹性

　　推拿可增强肌肉的张力和弹性，使其收缩机能增强和肌力增加，因而有利于肌肉耐力的增强和工作能力的提高。如对疲乏的肌肉推拿5分钟后，它的工作能力要比原来提高3~7倍。

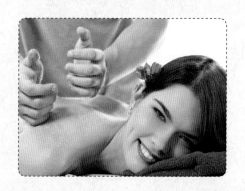

有利于关节自由活动

　　推拿可使关节周围的血液和淋巴循环加快，韧带的弹性和活动性增强，从而消除关节滑液停滞、瘀积及关节囊肿胀、挛缩的现象。推拿可使关节局部的温度上升，从而消除患者关节寒冷的感觉，还有利于因外伤而致的关节功能障碍的康复。

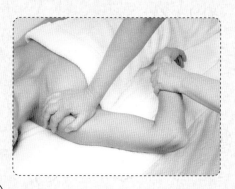

帮助睡眠

　　推拿治疗失眠患者时，患者常常在推拿过程中处于入睡状态。在治疗嗜睡患者时，患者在推拿后常感头清目明，精力充沛。不同的推拿手法对神经系统的作用不同。一般来说，缓慢而轻的推拿手法有镇静作用，急速而重的手法则起兴奋作用。弱的和短时间的手法可改善皮层的机能，并通过植物性反射，调整疲劳肌肉的适应性和营养供求状况；强的和长时间的手法则起相反的效果。

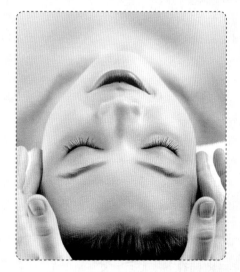

有助于消除水肿

　　推拿对血液循环系统的影响：推拿后血液中内啡肽和单胺类物质会明显增加，它们都是血浆的成分，并且内啡肽与单胺类物质中的5-HT都有镇痛作用。另外，推拿可使血液成分发生变化，使白细胞总数增加。推拿对淋巴循环系统的影响：推拿能直接挤压组织中的淋巴管，促使淋巴液回流增快，有助于消除水肿。

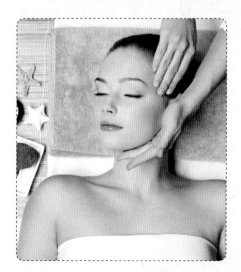

改善消化机能

　　推拿可以直接刺激胸壁或通过神经反射使呼吸加深。推拿能通过反射机制，活跃消化系统的消化腺分泌作用，增强胃肠道的蠕动，从而改善消化机能，促进人体的正常运转，保障人体健康。

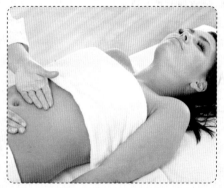

❧ 掌握取穴方法，轻松找准穴位 ❧

在进行穴位拔罐疗法的时候，找穴位是最重要的。在这里，我们介绍一些任何人都能够使用的简单寻找穴位的诀窍。

手指同身寸定位法

该法又叫手指同身寸度量取穴法，是指以患者本人的手指为标准度量取穴，是临床取穴定位常用的方法之一。本书中所说的"寸"，与现今尺制度量单位的"寸"是有区别的，是用被取穴者的手指作为尺子测量的。由于人有高矮胖瘦之分，不同的人用手指测量到的"1寸"也不等长，因此，测量穴位时要用被测量者的手指作为参照物，才能准确地找到穴位。

拇指同身寸： 拇指指间关节的横向宽度为 1 寸。

中指同身寸： 中指中节屈曲，内侧两端纹头之间的距离作为 1 寸。

横指同身寸： 又称"一夫法"，指的是食指、中指、无名指、小指并拢，以中指近端指间关节横纹为准，四指横向宽度为 3 寸。

另外，食指和中指二指指腹横宽（又称"二横指"）为 1.5 寸。食指、中指和无名指三指指腹横宽（又称"三横指"）为 2 寸。

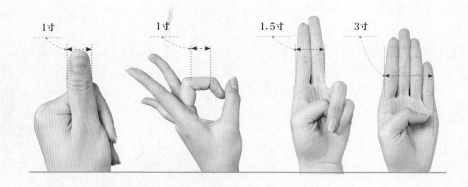

1寸　　　　1寸　　　　1.5寸　　　　3寸

体表标志定位法

固定标志：常见判别穴位的标志有眉毛、乳头等。如神阙穴位于腹部脐中央，膻中穴位于两乳头中间。

动作标志：需要做出相应的动作姿势才能显现的标志，如张口取耳屏前凹陷处即为听宫穴。

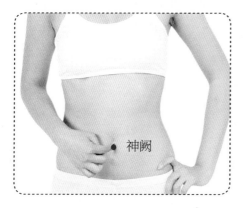

神阙

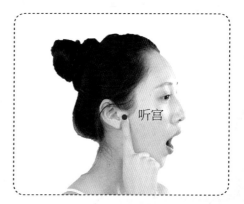

听宫

骨度分寸定位法

古称"骨度法"，始见于《灵枢·骨度》，它是将人体的各个部位分别规定折算长度，作为量取腧穴的标准。如前后发际间为12寸、两乳头间为8寸、岐骨至脐中为8寸、耳后两完骨（乳突）之间为9寸、肩胛骨内侧缘至背正中线为3寸、肩峰缘至背正中线为8寸、腋前（后）横纹至肘横纹为9寸、肘横纹至腕横纹为12寸、膝中至外踝尖为16寸。

部位	起止点	骨度分寸
头部	前发际至后发际	12
	前额两发角之间	9
	耳后两完骨（乳突）之间	9
胸腹部	天突至岐骨（胸骨和剑突的交接部位）	9
	岐骨至脐中	8
	脐中至横骨上廉（耻骨联合上缘）	5
	两乳头之间	8
背腰部	肩胛骨内侧缘至背正中线	3
	肩峰缘至背正中线	8
侧胸部	腋下至第11肋端下方	12
上肢部	腋前（后）横纹至肘横纹	9
	肘横纹至腕横纹	12
下肢部	耻骨联合上缘至股骨内上髁	18
	胫骨内侧髁下缘至内踝尖	13
	股骨大转子至膝中	19
	膝中至外踝尖	16
	臀横纹至腘横纹	14
	外踝尖至足底	3

简便取穴法

简便取穴法是临床上常用的一种简单易行的取穴方法。如前发际正中直上与两耳尖直上，在头顶正中相交处取百会穴；握拳时中指所抵的掌心处是劳宫穴；两手虎口交叉，食指伸直压在另一手的桡骨茎突上，食指尖下的凹陷为列缺穴；直立垂手，中指指尖所对的大腿外侧中线处为风市穴。简便取穴法只是一种辅助性的取穴方法，在具体取穴过程中应以上面三种取穴方法为主。

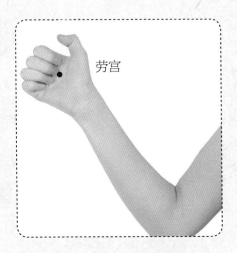

劳宫

徒手找穴法

触摸法：以大拇指指腹或其他四指手掌触摸皮肤，如果感觉到皮肤有粗糙感，或是有刺般的疼痛，或是有硬结，那可能就是穴位之所在。如此可以观察皮肤表面的反应。

抓捏法：以食指和大拇指轻捏感觉异常的皮肤部位，前后揉一揉，当揉到经穴部位时，感觉会特别疼痛，而且身体会自然地抽动想逃避。如此可以观察皮下组织的反应。

按压法：用指腹轻压皮肤，画小圈揉揉看。对于在抓捏皮肤时感到疼痛想逃避的部位，再以按压法确认看看。如果指头碰到有点状、条状的硬结就可确定是经穴的所在位置。

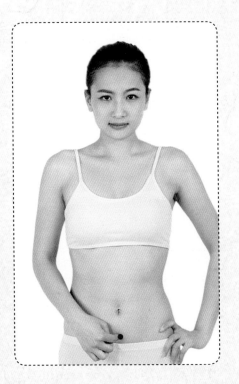

❧ 用对推拿手法，省劲更增效 ❧

　　推拿是我国一种古老的医治伤病方法，可以根治很多种身体的麻痹症。但做任何事情都要讲究方法，推拿也不例外，只有用对推拿手法，才能标本兼治，达到预期的治疗效果。反之，如果推拿时一味使用蛮力，则会对身体造成伤害。

◦ 掌握推拿手法要诀 ◦

手法的基本要求：持久、有力、均匀、柔和与深透

　　对于推拿的基本手法，在操作时要达到的基本要求是：持久、有力、均匀、柔和、深透。

　　持久：是指单一的手法能够持续操作一段时间而不间断、不乏力。

　　有力：有力量，这种力量不是蛮力和暴力，而是一种有技巧的力量。

　　均匀：是指手法操作的节律性、速率和压力能够保持均匀一致，不能忽快忽慢或忽轻忽重。

　　柔和：是指手法轻而不浮、重而不滞、刚中有柔、柔中有刚。

　　深透：当手法具备了持久、有力、均匀、柔和这四项要求以后，就具备渗透力，这种渗透力可透皮入内，深达内脏及组织深层。

运动关节类手法要求：稳、准、巧、快

　　对于运动关节类手法来说，其操作的基本要求概括为"稳、准、巧、快"四个字。即手法操作要平稳自然，因势利导，避免生硬粗暴；选择手法要有针对性，定位要准；手法施术时要用巧力，以柔克刚，以巧制胜，不可使用蛮力；手法操作时，用力要疾收疾发，用短劲、巧劲，发力不可过长，时间不可过久。

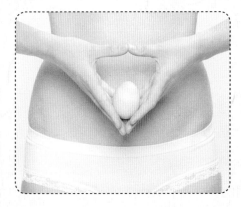

● 推拿手法的种类 ●

1.基本手法

凡手法动作单一，仅为一种运动形式，且在临床中起基础治疗作用或主要治疗作用，应用比较频繁的手法，称为基本手法。

㨰法

以手背部在体表进行连续的滚动，称为㨰法。㨰法是㨰法推拿流派的代表手法，依靠滚动的力量作用于体表，刺激平和，易于被人接受，具有良好的调整作用。㨰法接触面广，刺激平和舒适，也可用于虚证。在肌肉丰厚或薄弱的部位均可使用，多用于项、背、腰、臀及四肢部。掌指关节㨰法的接触面积较小，刺激较强，一般用于背部、腰部、臀部及下肢后侧的肌肉丰厚处。

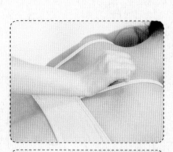
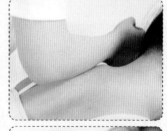

【动作要领】

拇指自然伸直，其余手指屈曲，小指和无名指的掌指关节屈曲约呈90°，其余手指屈曲的角度依次减小，如此则使手背沿掌横弓排列呈弧面，使之形成滚动的接触面。以第五掌指关节背侧附于体表的操作部位上，以肘关节为支点，前臂主动做推旋运动，带动腕关节做较大幅度的屈伸和一定的旋转活动，使手背偏尺侧部位在体表操作部位上进行连续不断的滚动，每分钟120~160次。

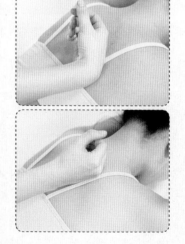

㨰法也常用掌指关节背侧部和拳顶部作为滚动着力面进行操作，称为掌指关节㨰法，是㨰法的变化运用。

【主治】

用于颈椎病、肩关节周围炎、腰椎间盘突出症等多种病症。

一指禅推法

一指禅推法是以拇指端或螺纹面着力，通过腕部的往返摆动，使所产生的功力通过拇指持续不断地作用于操作部位或穴位。一指禅推法是一指禅推拿流派的代表手法，其特点是手法操作缠绵，讲究内功、内劲，故初学时易形似，难以神似，须多加练习才能真正掌握。

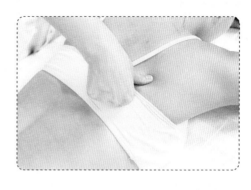

一指禅推法如以指端操作，其接触面最小，易于施力，刺激相对较强；如果以螺纹面操作，则接触面积相对较大，刺激也相对较平和。两者多用于躯干部及四肢部的经络腧穴。

【动作要领】

拇指伸直，其余手指自然屈曲，以拇指端或螺纹面着力于体表的操作部位或穴位。沉肩、垂肘、悬腕，前臂自主运动，带动腕关节有节律地摆动，使所产生的功力通过指端或螺纹面轻重交替，持续不断地作用于操作部位或穴位上，手法频率为每分钟120～160次。

【主治】

多用于冠心病、胃脘痛、头痛、面瘫、近视、颈椎病、关节炎等病症。

揉法

以指、掌的某一部位在体表操作部位上做轻柔灵活的上下、左右或环旋揉动，称为揉法。揉法是常用的手法之一，根据肢体操作部分的不同分为掌揉法、指揉法等。其中，掌揉法又分为大鱼际揉法、掌根揉法等，指揉法分为单指揉法、多指揉法等。

揉法接触面可大可小，刺激平和舒适。指揉法接触面小，力弱，适合于头面部腧穴；大鱼际揉法因其腕部的旋动、摆动而使大鱼际产生揉压动作，适用于腹部、面部、颈项部及四肢部；掌根揉法面积较大，力沉稳适中，多用于背部、腰部、臀部、躯干部。

【动作要领】

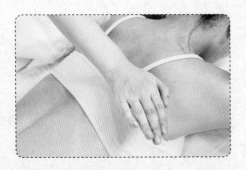

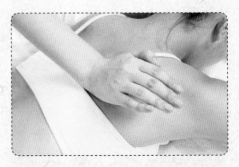

❶ **大鱼际揉法：**以手掌大鱼际部分着力于操作部位。沉肩、屈肘呈120°～140°，肘部外翘，腕关节放松，呈微屈或水平状，以肘关节为支点，前臂做主动运动，带动腕关节进行左右摆动，使大鱼际在治疗部位上进行轻柔灵活的揉动，手法频率为每分钟120～160次。

❷ **掌根揉法：**肘关节微屈，腕关节放松并略背伸，手指自然弯曲，掌根部附着于操作部位。以肘关节为支点，前臂做主动运动，带动腕掌做小幅度的回旋运动，使掌根部在操作部位上进行柔和、连续不断的旋转揉动，手法频率为每分钟120～160次。

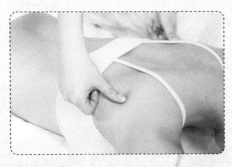

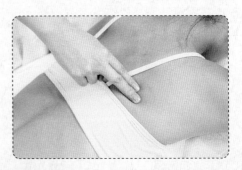

❸ **单指揉法：**以拇指螺纹面置于操作部位上，其余四指放在合适的位置以便于操作，腕关节微屈或伸直。以腕关节为支点，拇指主动做环旋运动，使拇指螺纹面在操作部位上做连续不断的旋转揉动，手法频率为每分钟120～160次。

❹ **多指揉法：**食指、中指指间关节伸直，掌指关节微屈，以食指、中指螺纹面着力于操作部位或穴位。以腕关节为支点，通过腕关节使食指、中指螺纹面在操作部位上做轻柔灵活的小幅度环旋或上下、左右揉动，手法频率为每分钟120～160次。

【主治】

用于胃脘痛、便秘、泄泻、癃闭（小便点滴而出或闭塞）、头痛、软组织扭挫伤、颈椎病、骨折术后康复、小儿斜颈、小儿遗尿、近视等多种病症。

摩法

用手指或手掌在体表做环形而有节奏的摩动，称为摩法。此法分为指摩法和掌摩法两种。指摩法接触面较小，适用于颈项、面部、四肢等部位；而掌摩法接触面较大，多适用于胸腹、背腰等部位；摩法是最古老的推拿手法，消瘀散结的作用较好。

【动作要领】

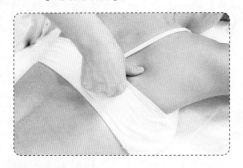 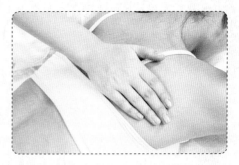

❶ **指摩法：** 掌部自然伸直，食指、中指、无名指和小指并拢。拇指外的四指指面着力于操作部位，以肘关节为支点，通过腕、掌使指面做环形摩动。

❷ **掌摩法：** 手掌自然伸直，腕关节略背伸，将手掌平置于操作部位上，其操作过程同指摩法。

【主治】

用于咳喘、胸胁胀痛、呃逆、腹胀腹痛、消化不良、泄泻、便秘、月经不调、痛经、遗精、阳痿早泄、外伤肿痛等病症。

推法

以手指、手掌或手肘等着力于操作部位上，做单向直线推动，称为推法，又名平推法。成人推法和小儿推法有所不同，小儿推法除直线推动外，亦可做弧形推动。推法一般分为指推法和掌推法两种。推法通经活脉、荡涤积滞的作用较强；直推法接触面积小，推动距离短，施力柔中带刚，易于查找和治疗小的病灶，故常用于足部、手部、项部和面部，也可用于局部穴位；掌推法接触面积大，推动距离长，力量柔和而沉实，多用于背腰部、胸腹部及四肢部；肘推法，因施力刚猛，故一般只用于背部脊柱两侧及大腿后侧。

【动作要领】

❶ 指推法

以拇指端着力于操作部位或穴位，其余四指放在相应的位置以方便用力，腕关节略屈并偏向尺侧。拇指及腕臂部主动施力，向拇指端方向呈短距离单向直线推进。指推法中，还可用拇指螺纹面偏桡侧缘为着力面，按上述要领向食指方向推动，叫作拇指平推法。其次，指推法还可食指、中指、无名指并拢，用这三指的指端部及螺纹面为着力面进行操作，称为三指推法。

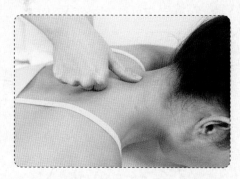

❷ 掌摩法

以掌根部着力于施术部位，腕关节背伸，肘关节伸直。以肩关节为支点，上臂部主动施力，通过前臂、腕关节，使掌根部向前做单向直线推进。

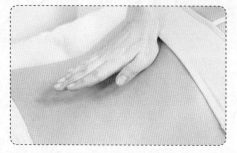

【主治】

用于外感发热、腹胀便秘、食积癃闭、高血压、头痛失眠、腰腿痛、腰背筋膜炎、风湿痹痛、感觉迟钝等病症。

擦法

用手指、手掌贴附于操作部位，做快速的直线往返运动，使之摩擦生热，称为擦法。可用于胸腹部、两胁部、背腰部及四肢部。根据操作部位的不同要求，可分别选择全掌擦法、大鱼际擦法和小鱼际擦法。

【动作要领】

以手掌的全掌、大鱼际、小鱼际着力于操作部位，腕关节放平，以肩关节为支点，上臂主动运动，通过肘、前臂和腕关节使掌指面、大鱼际或小鱼际做前后方向的连续擦动并产生一定的热量。

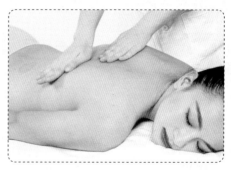

【主治】

擦法具有较好的温经散寒作用，能治疗寒证。常用于风寒外感、发热恶寒、风湿痹痛、胃脘痛、喜温喜按者，以及肾阳虚所致的腰腿痛、小腹冷痛、月经不调以及外伤肿痛等病症。

搓法

用双手掌面夹住肢体或以手掌面着力于操作部位，做交替搓动或往返搓动，形如搓绳，称为搓法。

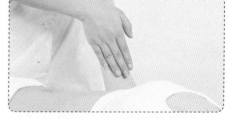

搓法具有疏松肌肉、调和气血的明显作用。常用于四肢和胸胁部、背部，尤其以上肢部应用较多，常作为推拿治疗的结束手法。

【动作要领】

双手掌面夹住操作部位，令患者肢体放松。以肘关节和肩关节为支点，前臂与上臂部主动施力，做相反方向的快速搓动，同时由上而下移动。

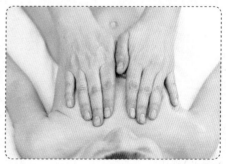

【主治】

常用于肢体酸痛、关节活动不利及胸胁迸伤（又称内伤岔气）等病症。

按法

以手指、手掌部位等有节律性地按压施术部位，称为按法。

按法同摩法一样，均是推拿早期即已开始应用的手法，具有刺激强而舒适的特点，易于被接受，可补虚泻实。指按法接触面积小、刺激较强，常在按后施以揉法，有"按一揉三"的说法，即重按一下，轻揉三下，形成有规律的先按后揉的连续手法操作，一般多用于面部，亦可用于肢体穴位；掌按法面积较大、沉实有力、舒缓自然，多用于背腰部、下肢后侧、胸部及上肢部。

按法一般以指按法与掌按法应用较多，常与揉法结合运用，组成"按揉"复合手法。

【动作要领】

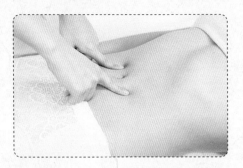

❶ **指按法：**以手指端或螺纹面置于操作部位或穴位上，以腕关节为支点，掌指部主动施力，做与操作部位相垂直的按压。当按压力达到一定力量后，稍停片刻，然后松劲撤力，再做重复按压。

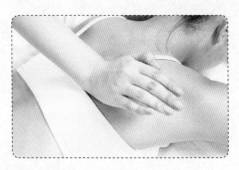

❷ **掌按法：**单手或双手掌面置于操作部位，以肩关节为支点，利用身体上半部的重量，通过上臂、前臂及腕关节传至手掌部，垂直向下按压，施力原则同指按法。

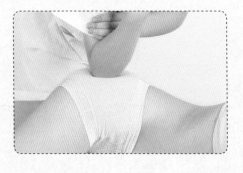

❸ **肘按法：**按法除用手指、手掌部操作外，亦可用肘部操作。屈肘，以肘的尺骨鹰嘴部为着力面并巧用身体上半部的重量进行节律性按压。仅施以较长时间的持续压力，则为压法，临床以肘压法常用。

【主治】

用于腰背筋膜炎、颈椎病、肩周炎、腰椎间盘突出症等疼痛性质疾病以及风寒感冒、高血压、糖尿病、偏瘫等多种病症。

点法

以指端或关节突起部点压操作部位或穴位，称点法。该法主要包括指点法和肘点法两种。

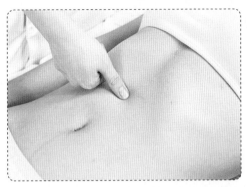

有称点法为"指针"者，可见点法又有某些类似于针刺的作用。指点法接触面小，刺激强，易于取穴，故适用于全身穴位。指点法，以面部、胸腹部应用居多；屈指点法，主要用于四肢关节缝隙处；肘点法较指点法接触面积大，力沉稳厚重，易于施力，因使用躯体重量，故操作者耗力较少，适于背腰部、臀部及下肢后侧。

【动作要领】

拇指点法：手握空拳，拇指伸直并紧靠于食指中节，以拇指端着力于操作部位或穴位。前臂与拇指主动发力，进行持续点压。也可采用拇指按法的手法形态，用拇指端进行持续点压。

拇指点法还可用中指端以及拇指、食指的指间关节背侧进行点压，名为中指点法、屈拇指点法、屈食指点法。

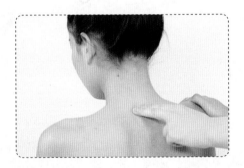

❶ 中指点法：食指末节指腹按压于中指指背以助力，以中指端着力于施术部位进行点压。

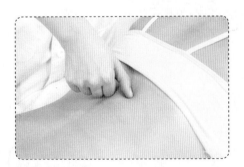

❷ 屈拇指点法：拇指屈曲，以拇指指间关节背侧着力于施术部位或穴位，拇指端抵于食指中节桡侧缘以助力，进行点压。

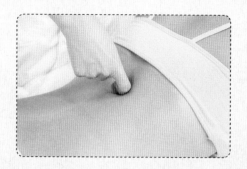

❸ 屈食指点法：食指屈曲，其他手指相握，以食指第一指间关节突起部着力于施术部位或穴位，进行点压。

肘点法：屈肘，以尺骨鹰嘴突起部着力于操作部位或穴位。以肩关节为支点，用身体上半部的重量进行持续点压。

【主治】

点法具有较明显的通经止痛作用，对各种疼痛性疾病有较好的治疗作用，故主要用于各种痛症。

捏法

用拇指和其他手指在操作部位做对称性挤压，称为捏法。捏法的特点是舒适自然，不会对患者肢体产生晃动，因而具有较好的舒松肌筋的作用，所以常用于颈项部、四肢部。

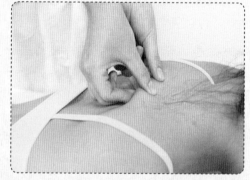

捏脊法主要用于脊柱及其附近部位的皮肤，因为能在背脊部治疗疳积等病症，故称为"捏脊疗法"。

捏法可单手操作，也可双手同时操作。捏脊法是捏法中比较特殊的一种方法，是用拇指桡侧缘顶住皮肤，食指、中指前按，三指同时用力提拿皮肤，双手交替捻动向前。

【动作要领】

用拇指和食指、中指指面或拇指与其余四指指面夹住操作部位肢体或肌肤，相对用力挤压、拉拽，随即放松，再挤压、拉拽，再放松，重复以上挤压、放松动作并如此不断循序移动。

操作捏脊法时，捏起皮肤多少及提拿用力大小要适当，不可拧转。捏得太近，不容易向前捻动推进，捏少了则不易提起皮肤。捻动向前时，须做直线前进，不可歪斜。

【主治】

用于颈椎病、疲劳性四肢酸痛等病症。

拿法

拇指与其余手指相对用力，提捏或揉捏肌肤或肢体，称为拿法。

拿法舒适自然，最易被人接受，常用于颈项部及四肢部。根据施治部位的大小、宽窄程度而灵活掌握与拇指配合的其他手指的数量，甚至可两手同时操作。

根据与拇指相配合的手指数量不同，分为三指拿法、五指拿法等。拿法可单手操作，亦可双手同时操作。

【动作要领】

以单手或双手的拇指与其他手指相配合，捏住操作部位的肌肤或肢体，腕关节适度放松，进行轻重交替、连续不断的提捏并略含揉动。

【主治】

拿法是具有放松作用一类手法的典型代表，可疏松肌肉、活血行气，常用于颈椎病、肩周炎、肢体麻木以及头痛、外感风寒等病症。

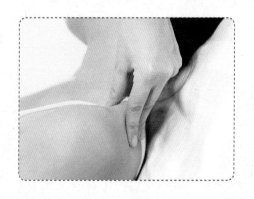
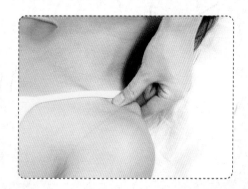

2.复合手法

　　将几种推拿的基本手法结合在一起，在特定的穴位或部位上同时进行复合性操作的方法，称为复合手法。常用的复合手法有按揉法、拿揉法和扫散法等。

按揉法

　　按揉法是将按法和揉法组合而成。分为指按揉法和掌按揉法两种。

　　按揉法刚柔并济，作用舒适，易于被人接受，具备按法与揉法的双重作用，应用比较多。指按揉法接触面积较小，按揉力量集中，适于颈项部、肩部、肩胛部内侧缘及全身各腧穴。掌按揉法接触面积较大，按揉力度相对分散。其中单掌按揉法力量相对较弱，多用于肩部、上肢、脊柱两旁的膀胱经侧线；双掌按揉法按揉力量强而深透，适于背部、腰部及下肢后侧。

【 动作要领 】

　　❶ **指按揉法：**用单手或双手拇指螺纹面置于操作部位上，其余手指置于相应位置以助力。腕关节悬屈，拇指和前臂部主动施力，进行有节律性按压揉动。指按揉法无论是单手按揉还是双手拇指操作，外形都酷似拿法，其区别在于拿法是拇指和其他四指对称用力，而指按揉法的力点是在拇指外侧，其余手指仅起到助力、辅助的作用。

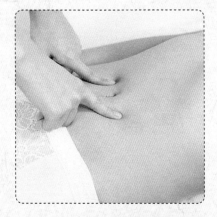

　　❷ **掌按揉法：**掌按揉法分为单掌按揉法和双掌按揉法两种，操作上有较大不同。单掌按揉法是以掌根部着力于操作部位，手指自然伸直，前臂与上臂主动用力，进行节律性按压揉动。双掌按揉法是用双掌重叠，增加力量，置于操作部位，以掌中部或掌根部着力，以肩关节为支点，身体上半部小幅度节律性前倾后移，在前倾时将身体上半部的重量经肩关节、前臂传至手部，从而产生节律性按压揉动。

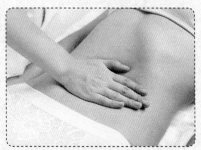

【主治】

用于颈椎病、肩关节周围炎、腰背筋膜炎、腰椎间盘突出症、高血压、糖尿病、痛经、颞颌关节功能紊乱、近视等多种病症。

拿揉法

拿揉法是拿法和揉法的复合运用。在施用拿法时增加揉动，则成为拿揉复合手法。

【动作要领】

准备动作同拿法。在拿法动作的基础上，使拇指和其他手指在做捏、提时，增加适度的旋转揉动，所产生的拿揉之力连绵不断地作用于操作部位上。

【主治】

用于颈椎病、肩关节周围炎、四肢疲劳酸痛等病症。

扫散法

用拇指桡侧面和其余四指指端快速地来回推抹头颞部的手法，称为扫散法。

【动作要领】

患者取坐位，操作者站在其侧面，一手扶住患者头部，固定头部不让其来回摇动；另一手拇指桡侧面置于额角发际的头维穴处，其余四指并拢微弯曲，指端置于耳后乳突上，食指与耳上角平齐，稍用力做轻快的向耳后单方向的推动，使拇指在头维至太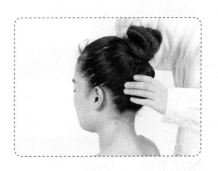阳穴之间移动，其余四指在耳郭上缘、耳后乳突和风池穴之间移动，这些部位是胆经在头颞部的循行部位。推动的频率为每分钟100～120次。

【主治】

扫散法是头面部常用的推拿手法，具有祛风散寒、通经止痛的功效，可用于治疗头痛、眩晕、高血压、失眠等病症。

❧ 推拿的适应证和禁忌证 ❧

推拿治疗时应注意观察患者的局部反应和全身反应，而提早知道推拿的适应证、禁忌证才能更好运用推拿疗法治疗疾病。推拿作为一种保健养生及治病方法，也有它的局限性，因为有些疾病是无法通过推拿而得到改善和治疗的。下面向大家说明推拿的适应证以及禁忌证。

推拿的适应证

推拿的适应证十分广泛，包括骨伤科、内科、外科、妇科、儿科、五官科等的多种疾病。它不仅适用于慢性疾病，对一些急性期的疾病也具有很好的疗效。推拿的适应证主要有：

❶ **各种疼痛性疾病：** 疼痛是运用推拿进行治疗的最常见的症状之一，包括各种急慢性扭挫伤所致的疼痛，如急性腰扭伤、慢性腰肌劳损、网球肘、腰椎间盘突出症等；神经性疼痛，如坐骨神经痛、肋间神经痛、梨状肌综合征等；外科手术后引起的疼痛，如伤口疼痛、瘢痕疼痛和麻醉引起的腰痛等。

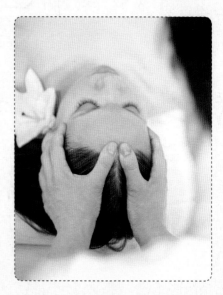

❷ **各种慢性疾病：** 推拿能够治疗由内脏和机体软组织病变所引起的慢性疾病，如肩周炎、颈椎病、关节僵硬、脂肪垫、腕管综合征等。

❸ **各种炎症性疾病：** 推拿对各种急慢性炎症性疾病有较明显的疗效，被广泛运用于气管炎、肺炎、急慢性胆囊炎、胃炎、肠炎、关节炎和心肌炎等炎症性疾病的预防和治疗。

❹ **妇科、儿科疾病：** 推拿对胎位不正、慢性盆腔炎、乳腺增生、子宫肌瘤、痛经、闭经、小儿斜颈、小儿遗尿、小儿哮喘、小儿营养不良等病症都有较好的治疗作用，尤其对儿科疾病的治疗，快捷、经济、有效，深受人们欢迎。

❺ **其他疾病：**推拿还被广泛运用于中老年保健、美容、减肥、运动损伤等方面，对近视眼、鼻炎、耳鸣等五官科病症也有较好的疗效。

推拿的禁忌证

　　作为物理疗法的一种，推拿疗法虽然安全、无副作用，但也有一定的禁忌证，如果在不适宜的情况下使用，会引起不良后果。以下情况不适合使用推拿疗法。

◆诊断尚不明确的急性脊柱损伤伴有脊髓症状的患者。

◆急性软组织损伤且局部肿胀严重的患者。急性扭伤时不能立即在扭伤部位进行推拿，以防止加重内出血。

◆可疑或已经明确诊断有骨关节或软组织肿瘤的患者。

◆骨关节结核、骨髓炎、老年性骨质疏松症等骨病患者。

◆有严重心、脑、肺疾患的患者。

◆有出血倾向的血液病患者。

◆局部有皮肤破损或皮肤病的患者。

◆各种感染性化脓性疾病、消化道急性出血性疾病患者。

◆有精神疾病且无法和操作者合作的患者。

◆各种肘关节疾病以及腰椎间盘突出症急性期也不宜推拿。

◆妊娠3个月以上的孕妇和处于经期的女性，其腹部尤其严禁推拿。

◆年老体弱、久病体虚、过度疲劳、过饥过饱、醉酒之后以及病情危重者不适宜使用推拿疗法。

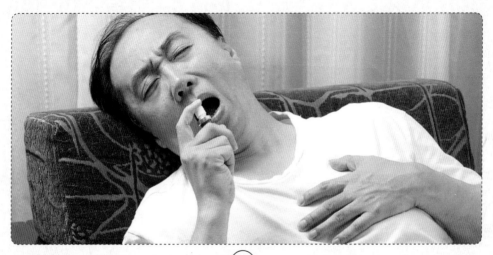

推拿的注意事项

　　推拿疗法虽然比较安全、可靠，但进行治疗时还应注意以下几个问题，以免出现不良反应。

◆推拿前，操作者一定要修剪指甲，不戴戒指、手链、手表等硬物，以免划破患者皮肤，并注意推拿前后个人的卫生。

◆推拿前，操作者要全面了解患者的病情，排除推拿禁忌证。

◆推拿前，患者要排空大小便，穿上比较舒适的衣服，需要时可裸露部分皮肤，以利于推拿。

◆推拿时，操作者要随时调整姿势，使自己处在一个合适的体位，从而有利于发力和持久操作。同时也要尽量让患者处于一个舒适放松的体位，以利于推拿治疗的顺利进行。

◆推拿时，操作者要保持身心平静、注意力集中，从而在轻松的状态下进行推拿，也可以同时放一些轻松的音乐。

◆推拿时，用力不要太大，并注意观察患者的全身反应，一旦出现头晕、心慌、胸闷、四肢冷汗、脉细数等现象，应立即停止推拿，采取休息、饮水等对症措施。

◆急性软组织损伤，局部疼痛肿胀、瘀血较严重者，宜选择远端穴位进行操作，当病情缓解后，再进行局部操作。

◆为了避免推拿时过度刺激操作部位的皮肤，可以选用一些皮肤润滑剂，如爽身粉、推拿按摩膏、凡士林油等，推拿时涂在施术部位的皮肤上，然后再进行推拿。

◆推拿后，患者如感觉疲劳，可以休息片刻，然后再做其他活动。

◆推拿的一个疗程以10～15次为宜，疗程之间宜休息2～3日。

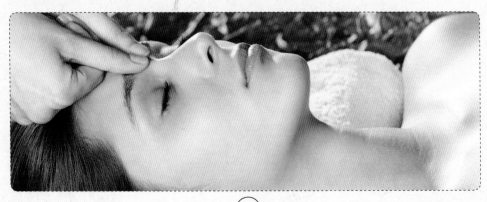

❧ 推拿时出现不良反应如何处理 ❧

推拿作为常用的治疗手段，对很多疾病都有着良好的效果。推拿简便、安全、舒适，易被人接受。但如果对推拿方法、推拿部位等不加以注意，在按压经穴进行治疗的过程中，有时候会出现不良反应，如晕厥、疼痛加重等，也会让受术者承受不应有的痛苦。因此，在推拿前一定要做好一切准备工作，然后根据需要制订正确的推拿方案，认真细致地操作。一旦发生异常情况，要及时采取相应的措施进行处理。常见的推拿异常反应有以下几种：

晕厥

在推拿的过程中，有的人由于精神紧张，或体质特别虚弱或过度劳累、饥饿，或手法过重过强，可能会突然出现头晕目胀、心慌气短、胸闷泛呕，严重者四肢厥冷、出冷汗甚至晕倒等现象。这时候，应该立即停止施法，取头稍低位，轻者静卧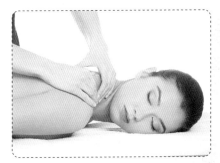片刻或服温开水、糖水后即可恢复，重者可配合掐人中、老龙、十宣等穴或送医院就诊。为了防止昏厥的发生，体质虚弱的患者和神经衰弱的患者，在进行自我推拿治疗时应该采用轻柔的手法；精神紧张的患者应该在推拿之前消除思想顾虑；饥饿的患者应该先进食或喝些糖水再进行自我推拿治疗。

皮肤破损

有的人在接受推拿的过程中，局部皮肤会出现发红、疼痛、破裂等现象。这时应该立即停止手法治疗，同时做好皮肤的消毒和保护措施，防止感染的发生。

皮下出血

由于推拿手法过重，或时间过长，或本身有血小板减少症，或老年性毛细血管脆性增加，在施法部位可出现皮下出血。这种现象如果在局部出现，一般不必处理，若局部青紫严重者，待出血停止后可用缓摩法消肿散瘀。

疼痛加重

对腰痛、腿痛、背痛等症状，如果按压手法过重，或第一次按压，有可能疼痛反而加重。一般情况下，痛感会在一两天后消失，原来的病症也有可能一起消失。当然，手法应轻柔和缓，以自己感觉不是非常痛苦为宜，特别是腰的肾脏解剖部位，切忌用蛮力进行按压。

岔气与肌肉损伤

体位不舒适、按压用力过猛、患者肌肉紧张都可能造成肌肉损伤或者是岔气。当出现岔气时，要请人配合自己的呼吸对上肢进行牵拉，或者是推压后背以减轻痛感。对于肌肉皮肤损伤者，用红花油轻涂血瘀处一两次即可。

疲乏

有的人在推拿治疗后会产生疲倦感，其实这是人疲倦的自我调节，也说明推拿是作为一种外力介入的泻法。做完推拿后要多喝水，休息片刻后即可恢复，亦可配合头面部手法操作。

烫伤

有些人在推拿时，由于湿热敷不当，局部皮肤会出现水疱而发生局部烫伤。这时应该立即停止湿热敷，轻者涂抹油剂，重者用无菌注射器抽出水疱内的液体（不必剪去表皮）。

骨折

推拿时由于手法过重或过于粗暴导致骨折，应该立即停止施法，按骨折处理原则及时整复固定。推拿治疗时，用力要先轻后重，不要用蛮力随意重压猛拍，应按照规范动作的要求进行，这样才能避免不良反应的出现。

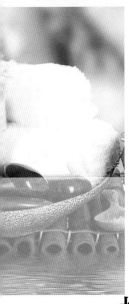
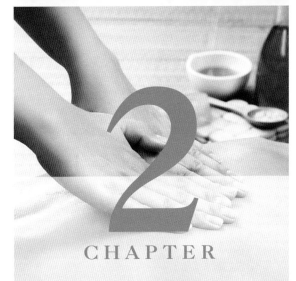
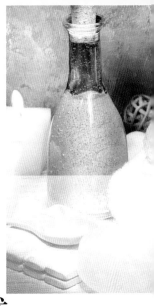

2

CHAPTER

按摩养生，防患于未然

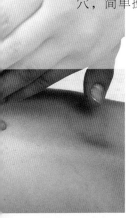
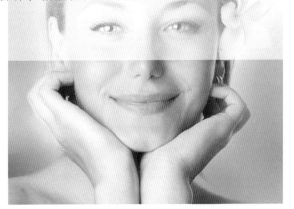
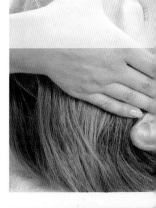

　　有时候，生活中的一些小病小痛，让人倍感折磨，用药打针不一定见效，而且容易产生副作用。这时，可以进行推拿按摩，学会取穴，简单操作，就能轻松强身健体、延年益寿。

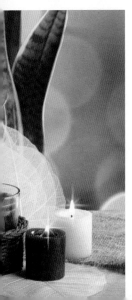
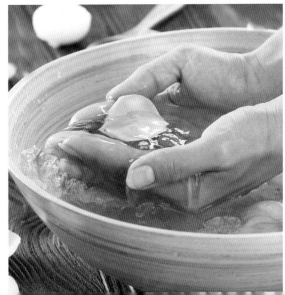
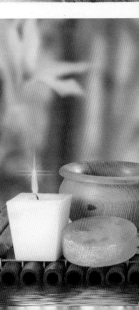

春季养肝，期门、章门少不了

《素问·四气调神大论篇》曰："春三月，此谓发陈。天地俱生，万物以荣"。肝属木，木发于春。春天是万物茁壮生长的时期，人的肝气开始旺盛，此时正是调养肝脏的大好时机。

扫码看视频

👉 **按摩处方：** 推揉 期门 + 推揉 章门

按摩疗法

1 推揉期门，疏肝利胆

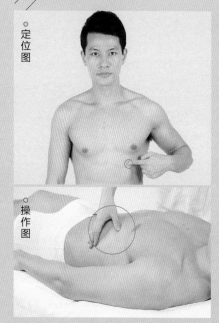

○定位图

○操作图

定位： 位于胸部，乳头直下，第六肋间隙，前正中线旁开4寸。
按摩操作： 用大拇指推揉期门穴，力度适中，以局部有酸麻胀痛感为佳。

2 推揉章门，育阴潜阳

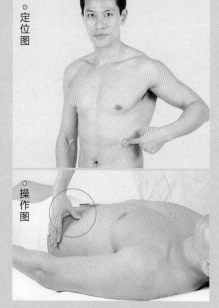

○定位图

○操作图

定位： 位于侧腹部，第11肋游离端的下方。
按摩操作： 用大拇指推揉章门穴，力度适中，以有胀痛的感觉为度。

夏季疗心，百会、内关按一按

《素问·四气调神大论篇》曰："夏三月，此谓蕃秀；天地气交，万物华实"。夏季是一年中阳气最盛的季节，天气炎热而生机旺盛，容易耗损心气，因此在夏季，更要重视心神的调养。

扫码看视频

👉 **按摩处方：** 按揉 百会 ＋推按 内关

按摩疗法

1 按揉百会，养心安神

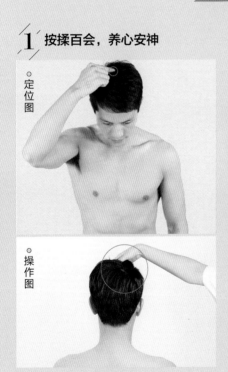

定位图

操作图

定位： 位于头顶正中心，以两边耳尖画直线与鼻子到后颈直线的交叉点（即两耳角直上连线中点）。

按摩操作： 用拇指指腹按揉百会穴，感到酸胀时，再顺时针揉动。

2 推按内关，理气镇痛

定位图

操作图

定位： 位于手掌面关节横纹的中央，往上约三指宽的中央凹陷处。

按摩操作： 用拇指推按内关穴，有酸胀痛感即可，力度可适当加重，以感觉舒适能承受为度。

秋季润肺，中府、肺俞有良效

《素问·四气调神大论篇》曰："秋三月，早卧早起，与鸡俱兴"。秋季是丰收的季节，万物成熟，阳气也开始收敛，阴气渐长，并且天气干燥，应该注意保护精气，以养肺阴为主。

扫码看视频

▶ **按摩处方：** 按揉 中府 + 点揉 肺俞

按摩疗法

1 按揉中府，清泻肺热

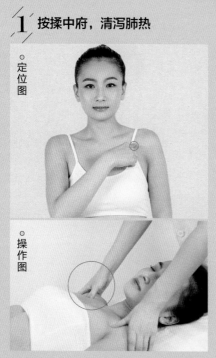
○定位图
○操作图

定位： 位于胸前壁的外上方、云门穴下1寸，平第一肋间隙，距前正中线6寸。
按摩操作： 将大拇指指腹放在中府穴上，用力按揉，以局部有酸胀感为佳。

2 点揉肺俞，调补肺气

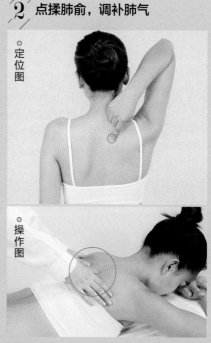
○定位图
○操作图

定位： 位于背部，第三胸椎棘突下，旁开1.5寸。
按摩操作： 将大拇指指腹放在肺俞穴上，适当点揉，以局部有酸胀感为佳。

冬季固肾，关元、肾俞来相助

《素问·四气调神大论篇》曰："冬三月，此谓闭藏。水冰地坼，无扰乎阳；早卧晚起，必待日光"。冬季"在脏属肾"，而"肾主藏精"，通过冬季补益肾精可以促进元气的生成。

扫码看视频

▶ **按摩处方：**点压 关元 ＋拍打 肾俞

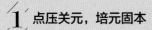

按摩疗法

1 点压关元，培元固本

◎定位图

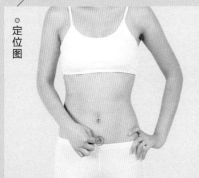

◎操作图

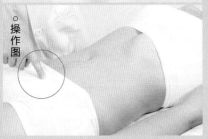

定位：位于下腹部，前正中线上，当脐中下3寸。

按摩操作：用手指点压关元穴1～3分钟，力度适中。

2 拍打肾俞，温肾壮阳

◎定位图

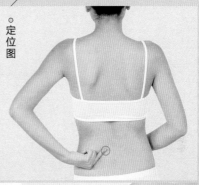

◎操作图

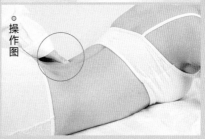

定位：位于腰部，当第二腰椎棘突下，旁开1.5寸。

按摩操作：反复拍打腰处的肾俞穴，力度适中，左右各3～5分钟。

益气养血，就找气海、血海

气血对人体最重要的作用就是滋养。气血充足，人体新陈代谢正常，体内毒素和垃圾能够及时排出，则人面色红润，精神饱满，感觉灵敏。因此，日常养生保健要注重益气养血。

扫码看视频

按摩处方： 点按 气海 ＋按揉 血海

按摩疗法

1 点按气海，益气助阳

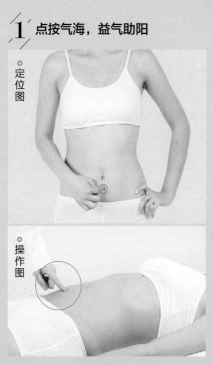

○定位图

○操作图

定位： 位于下腹部，前正中线上，于脐中下1.5寸。

按摩操作： 用手指指腹垂直点按气海穴1分钟，力度适中，以局部有酸胀感为度。

2 按揉血海，生化气血

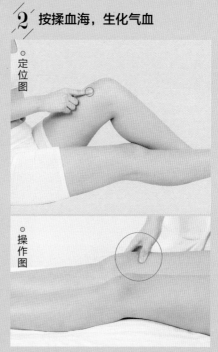

○定位图

○操作图

定位： 将腿绷直，在膝盖侧会出现一个凹陷的地方，在凹陷的上方有一块隆起的肌肉的顶端。

按摩操作： 用手指指腹按揉血海穴，力度适中，以局部有酸痛感为度。

养心安神，百会、四神聪是首选

心烦意乱，睡眠浅表，稍有动静就会惊醒，这是焦虑性失眠症的常见症状，这对工作和生活都会产生很大的影响。通过推拿疗法养心安神，能有效改善亚健康状态，使人时刻充满活力。

扫码看视频

▶ **按摩处方：** 按揉 百会 + 按揉 四神聪

按摩疗法

1 按揉百会，醒脑开窍

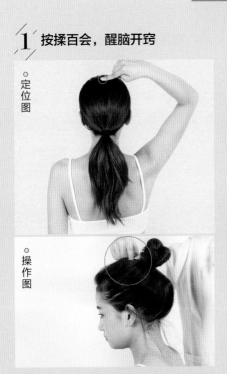

○定位图

○操作图

定位： 位于头顶正中心，以两边耳尖画直线与鼻子到后颈直线的交叉点（即两耳角直上连线中点）。

按摩操作： 用食指指腹向下用力按揉百会穴，以局部有酸胀感为宜。

2 按揉四神聪，镇静安神

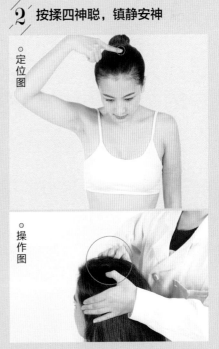

○定位图

○操作图

定位： 位于头顶部，在百会穴前、后、左、右各1寸处，共有四穴。

按摩操作： 用双手大拇指指腹同时按揉四神聪穴，力度适中，以局部有酸麻胀痛感为佳。

健脾养胃，不光是脾胃经的事

现代社会工作和生活节奏加快，人们饮食不规律，常导致各种胃部疾病的发作。在日常生活中要注意脾胃的调养，推拿、艾灸、食疗等都是不错的健脾胃方法。

扫码看视频

▶ **按摩处方：** 按揉 巨阙 + 按揉 中脘

按摩疗法

1 按揉巨阙，调理肠胃

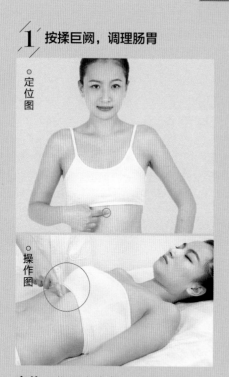

○定位图

○操作图

定位： 位于上腹部，前正中线上，脐中上6寸。

按摩操作： 用手指指腹按揉巨阙穴2分钟，力度适中，以局部有酸胀感为宜。

2 按揉中脘，生化气血

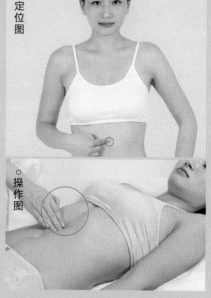

○定位图

○操作图

定位： 位于上腹部，前正中线上，脐中上4寸。

按摩操作： 用手指指腹按揉中脘穴2分钟，力度适中，以局部有酸胀感为宜。

宣肺理气，肺经穴位少不了

肺病是目前临床上比较常见的疾病之一，经常会有咳嗽、流涕、气喘等症状。可以经常到空气新鲜的地方锻炼，做做深呼吸，增强肺脏功能以利于呼吸系统功能的正常发挥，减少呼吸系统疾病。

扫码看视频

📎 **按摩处方：** 按揉 **中府** ＋掐按 **太渊**

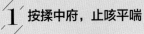
按摩疗法

1 按揉中府，止咳平喘

○定位图

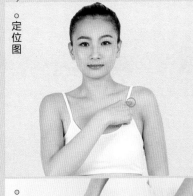

○操作图

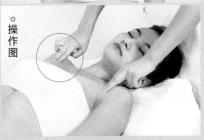

定位： 位于胸前壁的外上方、云门穴下1寸，平第一肋间隙，距前正中线6寸。

按摩操作： 用手指指腹按揉中府穴1~3分钟，以局部有酸胀感为宜。

2 掐按太渊，调理肺气

○定位图

○操作图

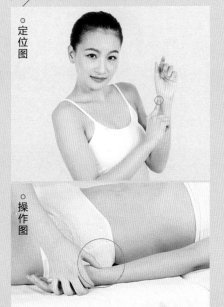

定位： 位于腕掌侧横纹桡侧，桡动脉搏动处。

按摩操作： 用手指指尖垂直轻轻掐按太渊穴1~3分钟，以局部有酸胀感为宜。

疏肝解郁，期门、太冲来摆平

肝是人体的将军之官，它调节血液，指挥新陈代谢，承担着解毒和排泄废物的任务，同时保证人体气血通畅。若经常郁结不舒、胸胁胀满，不妨多按按肝经上的穴位。

扫码看视频

▶ **按摩处方：** 按揉 (期门) + 按揉 (太冲)

按摩疗法

1 按揉期门，疏肝利胆

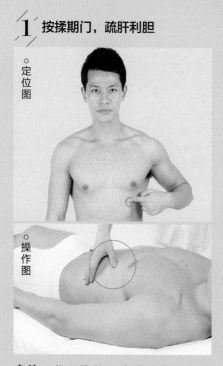

○定位图

○操作图

定位： 位于胸部，当乳头直下，第六肋间隙，前正中线旁开4寸。

按摩操作： 用拇指指腹按揉期门穴1~3分钟，以局部有酸胀感为度。

2 按揉太冲，理气解郁

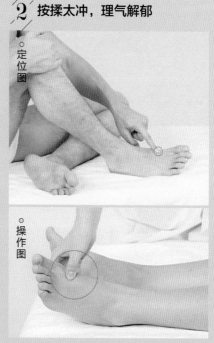

○定位图

○操作图

定位： 位于足背侧，第一跖骨间隙的后方凹陷处。

按摩操作： 用拇指指尖从上到下垂直按揉太冲穴，力度适中，以局部有酸胀、刺痛感为度。

补肾强腰，找准肾俞是关键

古人云：肾脏有补而无泻。这是说肾脏总是会显得亏虚，而不是过于强壮。肾精除了能生髓外，还控制着男性的精子和女性的卵子。经常按摩肾俞穴，能够起到补肾强腰的作用。

扫码看视频

➤ **按摩处方：** 按揉 太溪 + 敲打 肾俞

按摩疗法

1 按揉太溪，补益培元

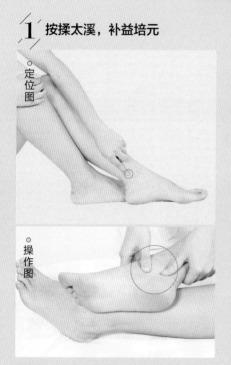

定位图

操作图

定位： 位于足内侧，内踝后方，内踝尖与跟腱之间的凹陷处。

按摩操作： 用拇指指腹按揉太溪穴，力度适中，以局部感觉酸胀为度。

2 敲打肾俞，通利腰脊

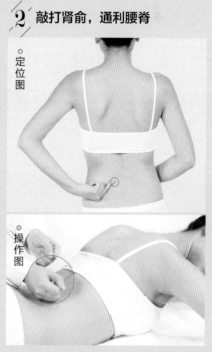

定位图

操作图

定位： 位于腰部，第二腰椎棘突下，旁开1.5寸。

按摩操作： 反复敲打腰两边的肾俞穴，力度适中，以局部有酸胀感为宜。

强身健体，太阳、关元护健康

人吃五谷杂粮，难免会生病，而疾病和损伤的确是影响健康和长寿的重要因素。想要拥有强健的体魄，除了平时坚持身体锻炼，还可以借助一些中医理疗法来达到强身健体的目的。

扫码看视频

按摩处方： 按揉 太阳 + 点按 关元

按摩疗法

1 按揉太阳，止痛醒脑

○定位图

○操作图

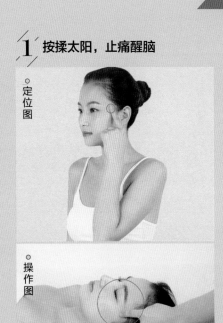

定位： 位于颞部，眉梢与目外眦之间，向后约一横指的凹陷处。

按摩操作： 用手指指腹按揉太阳穴1~3分钟，力度稍重，先顺时针后逆时针。

2 点按关元，培补元气

○定位图

○操作图

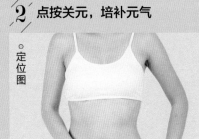

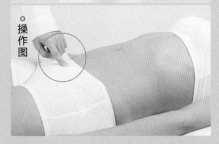

定位： 位于下腹部，前正中线上，脐中下3寸。

按摩操作： 用手指指腹垂直点按关元穴1~3分钟，并向两侧拨动，力度略重。

延年益寿，首选养老、涌泉

　　寿命长短与多种因素有关，良好的行为和生活方式对人寿命的影响远比基因、遗传要大得多。适当刺激人体某些穴位，可以通经活络，利于气血运行，增强脏腑功能。

扫码看视频

▶ **按摩处方：** 掐按 养老 + 推按 涌泉

按摩疗法

1 掐按养老，充养阳气

○ 定位图

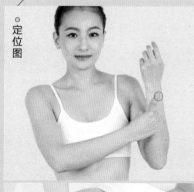

○ 操作图

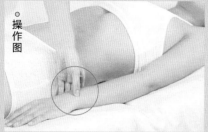

定位： 位于前臂背面尺侧，尺骨小头近端桡侧凹陷中。

按摩操作： 用手指指尖垂直掐按养老穴1～3分钟，力度略重，以局部有酸胀感为度。

2 推按涌泉，滋阴益肾

○ 定位图

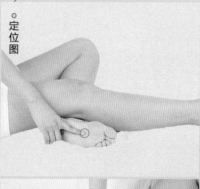

○ 操作图

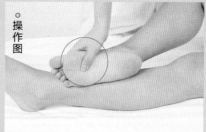

定位： 位于足底部，在足前部凹陷处，第二、第三趾趾缝纹头端与足跟连线的前1/3处。

按摩操作： 用拇指指腹推按涌泉穴1～3分钟，以局部皮肤潮红、发热为度。

调经止带，中极、归来齐上阵

令女性朋友烦恼的问题之一莫过于经期问题了，如果能有规律、无疼痛地度过是再好不过了。其实，女性朋友如果能经常按摩身上的某些穴位，就能改善月经不调、带下病等症。

扫码看视频

▶ **按摩处方：** 按揉 中极 + 按揉 归来

按摩疗法

1 按揉中极，清利湿热

○ 定位图

○ 操作图

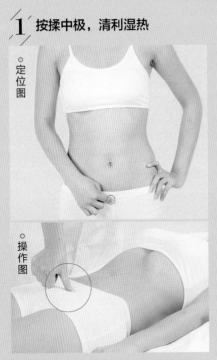

定位： 位于下腹部，前正中线上，脐中下4寸。

按摩操作： 用拇指指腹按揉中极穴1～3分钟，力度略重，以腹部有热感为度。

2 按揉归来，温经散寒

○ 定位图

○ 操作图

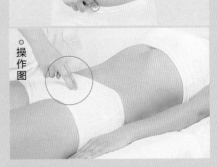

定位： 位于下腹部，脐中下4寸，距前正中线2寸。

按摩操作： 用食指和中指指腹按揉归来穴1～3分钟，力度适中，以局部有热感为度。

美容养颜，多按面部穴位

爱美是女人的天性，好气色能为女人增添不少光彩。我们常夸人"面带红光"，这便是气色充盈的外在表现。美容最好的方法是内在的调养，如养成良好的生活习惯、作息正常、饮食规律等。

扫码看视频

▶ **按摩处方：** 按揉 印堂 + 按压 颊车

按摩疗法

1 按揉印堂，疏通经络

○定位图

○操作图

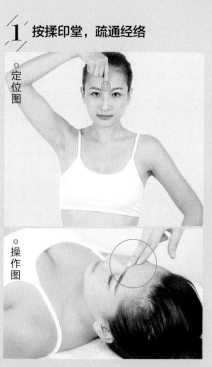

定位： 位于前额部，两眉头间连线与前正中线的交点处。

按摩操作： 用食指或中指指腹按揉印堂穴，力度适中，以局部有酸胀感为度。

2 按压颊车，祛风清热

○定位图

○操作图

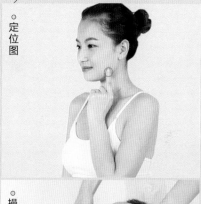

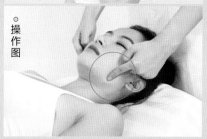

定位： 位于面颊部，下颌角前上方，耳下大约一横指处，咀嚼时肌肉隆起时出现的凹陷处。

按摩操作： 用食指指腹按压颊车穴，力度由轻渐重，以局部有酸胀感为度。

瘦身降脂，天枢塑造曲线美

　　丰富的物质生活以及优越的生活条件，导致很多人发胖。其实，刺激身体某些穴位，就可以通经活络，加速体内脂肪的燃烧，促进新陈代谢。

扫码看视频

▶ 按摩处方： 按揉 天枢 ＋按揉 气海

按摩疗法

1 按揉天枢，通调腑气

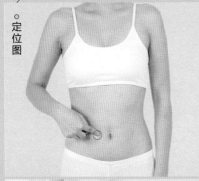

○定位图

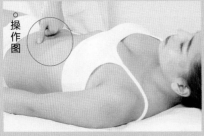

○操作图

定位： 位于腹中部，距脐中2寸。
按摩操作： 用手指指腹垂直向下按揉天枢穴，力度由轻到重，以局部皮肤潮红、发热为度。

2 按揉气海，健脾益肾

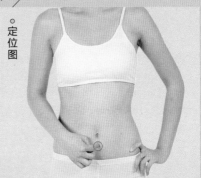

○定位图

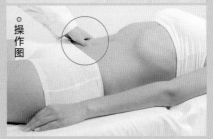

○操作图

定位： 位于下腹部，前正中线上，于脐中下1.5寸。
按摩操作： 用拇指指腹按揉气海穴1～3分钟，力度略重，以局部皮肤潮红、发热为度。

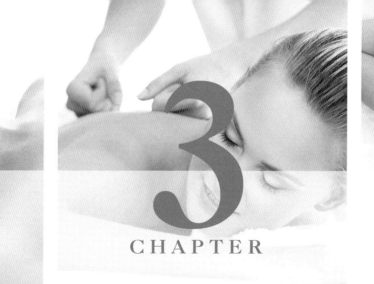

3
CHAPTER

手到病自除——做自己最好的按摩师

　　经络穴位按摩是一种安全、有效的家庭养生保健方式。它可以让身体的气血更通畅，从而让人更有活力；它操作简单，一看就会，让你做自己最好的按摩师。

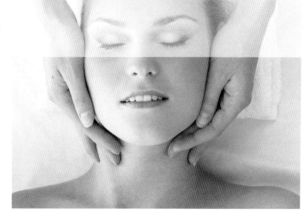

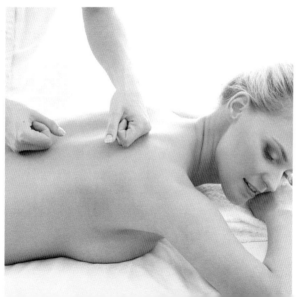

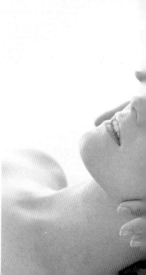

点按印堂，告别失眠入睡快

现代科技发展日益快速，生活节奏也随之加快，不少人尤其是居住在大城市的人，失眠的概率越来越大。失眠常影响人们的正常工作、生活、学习，甚至能够威胁到人们的健康和安全。

扫码看视频

按摩处方一： 按揉 睛明 ＋点按 印堂 ＋按揉 丝竹空 ＋按揉 太阳

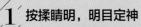

按摩疗法

1 按揉睛明，明目定神

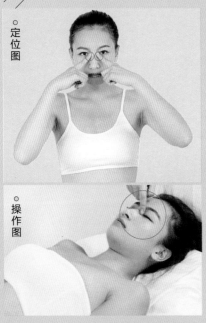

○定位图

○操作图

定位： 位于面部，目内眦角稍上方凹陷处。

按摩操作： 用食指指腹按揉睛明穴30次，力度适中，以局部有酸胀感为宜。

2 点按印堂，清头明目

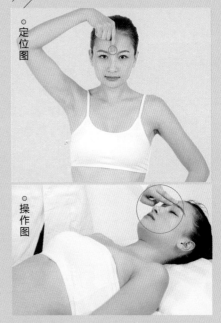

○定位图

○操作图

定位： 位于前额部，两眉头间连线与前正中线的交点处。

按摩操作： 将食指、中指并拢，以两指指腹点按印堂穴，以局部有酸胀感为度。

⚘ 膳食调理经验方 ⚘

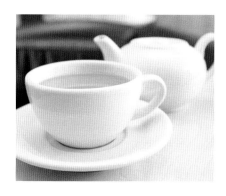

灵芝银耳茶——滋阴润肺、安神助眠

材料：灵芝5克，夜交藤8克，银耳10克，冰糖15克。

制作方法：

①将灵芝、银耳、夜交藤洗净切碎。

②将材料放入锅中炖煮40分钟，饮用时加入冰糖即可。

3 按揉丝竹空，降浊除湿

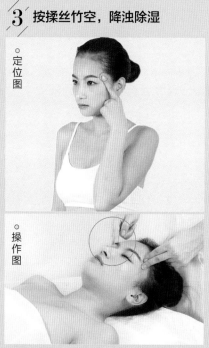

○定位图

○操作图

定位：位于面部，眉梢凹陷处。

按摩操作：双手食指、中指紧并，拇指指腹紧抵在中指近端指关节处，按揉丝竹空穴，力度适中，以局部有酸胀感为度。

4 按揉太阳，宁神醒脑

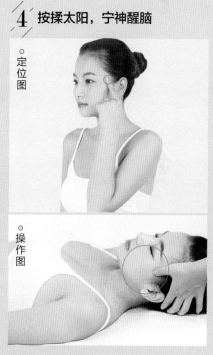

○定位图

○操作图

定位：位于颞部，眉梢与目外眦之间，向后约一横指的凹陷处。

按摩操作：将双手大拇指指尖分别放于两侧太阳穴上，力度由轻渐重按揉，以局部有酸胀感为度。

❧ 注意事项 ❧

　　日常生活中，失眠症患者可以适当进行一些运动锻炼，有助于加快病情的好转。除了每天坚持按摩、养成规律的作息习惯、合理饮食，晚上睡觉前泡脚等方式也能改善睡眠质量。同时，失眠症患者切忌乱投医、乱服药，否则对失眠的治疗非常不利。如果失眠持续两周以上，并出现白天明显不适症状，就应去医院就诊。

➤ **按摩处方二：** 按揉 百会 ＋点按 四神聪 ＋掐按 少海 ＋点按 心俞

按摩疗法

1 按揉百会，益气固脱

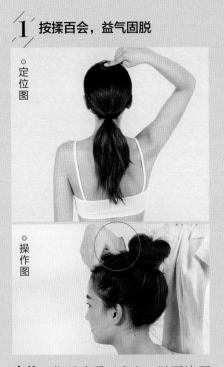

○定位图

○操作图

定位： 位于头顶正中心，以两边耳尖画直线与鼻子到后颈直线的交叉点（即两耳角直上连线中点）。
按摩操作： 其余四指半握拳，用大拇指指腹按揉百会穴1分钟。

2 点按四神聪，宁心安神

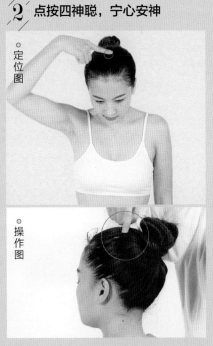

○定位图

○操作图

定位： 位于头顶部，在百会穴前、后、左、右各1寸处，共有四穴。
按摩操作： 用食指指腹点按四神聪穴，以局部有酸胀感为度。

随证加穴按摩

❶ 手足心热——涌泉

配穴原理： 涌泉穴具有苏厥开窍、滋阴益肾的功效，推拿涌泉穴可以缓解手足心热。

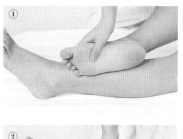

❷ 神疲乏力——三阴交

配穴原理： 三阴交穴具有益气活血、清肠摄血的作用，按压三阴交穴可缓解神疲乏力。

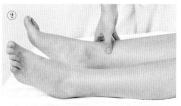

3 掐按少海，滋阴降火

○定位图

○操作图

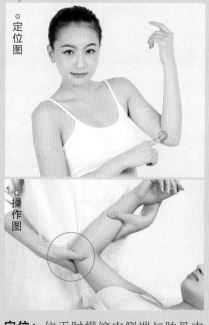

定位： 位于肘横纹内侧端与肱骨内上髁连线的中点处。

按摩操作： 将拇指指尖放在少海穴上，适当用力掐按1分钟，力度适中，以局部有酸胀感为度。

4 点按心俞，养心安神

○定位图

○操作图

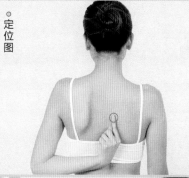

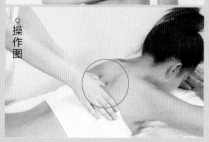

定位： 位于背部，第五胸椎棘突下，旁开1.5寸。

按摩操作： 用拇指指腹点按心俞穴，力度适中，以局部有酸胀感为度。

三叉神经痛，合谷、内关来止痛

三叉神经痛是最常见的脑神经疾病，多发生于40岁以上的女性，右侧头面部多于左侧。此病发病骤发、骤停，呈烧灼样、顽固性、难以忍受的剧烈性疼痛，严重影响人正常的生活和健康。

扫码看视频

按摩处方： 点按 风池 + 按揉 外关 + 掐揉 合谷 + 按压 内关

按摩疗法

1 点按风池，发汗解表

○定位图

○操作图

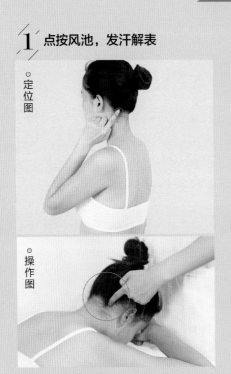

定位： 位于项部，枕骨之下，与风府穴相平，胸锁乳突肌与斜方肌上端之间的凹陷处。

按摩操作： 用食指指腹点按风池穴2分钟，以局部有酸胀感为度。

2 按揉外关，补阳益气

○定位图

○操作图

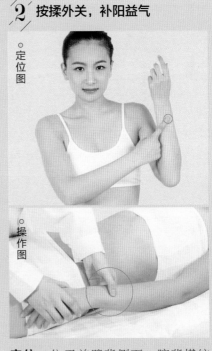

定位： 位于前臂背侧面，腕背横纹后2寸，尺骨与桡骨之间，阳池与肘尖的连线上。

按摩操作： 用大拇指指腹按揉外关穴1~3分钟，以局部有酸胀感为度。

❀ 随证加穴按摩 ❀

❶ 疼痛剧烈——后溪

配穴原理： 后溪穴具有清心安神、通经活络的功效，按揉后溪穴可缓解疼痛。

❷ 恶寒怕风——大椎

配穴原理： 大椎穴具有宣阳解表、截疟止痛的功效，按揉大椎穴可缓解恶寒怕风之症。

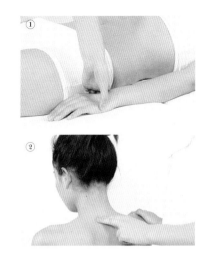

---

3 掐揉合谷，镇静止痛

○定位图

○操作图

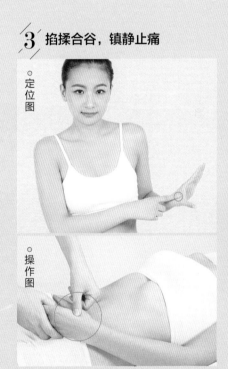

定位： 位于手背，第一、第二掌骨之间，当第二掌骨桡侧的中点处。

按摩操作： 用拇指指尖放在合谷穴上，其余四指置于掌心，以顺时针方向掐揉2分钟。

4 按压内关，理气镇痛

○定位图

○操作图

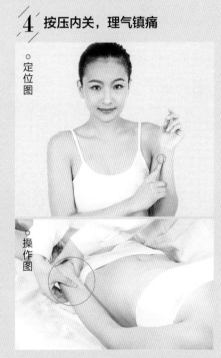

定位： 位于手掌面关节横纹的中央，往上约三指宽的中央凹陷处。

按摩操作： 用大拇指指尖放在内关穴上，用力按压2分钟，以局部有酸胀感为度。

常按心俞，远离抑郁困扰

据世界卫生组织最新数据显示，全球有3亿多人患有抑郁症，占全球人口的4.4%，抑郁症可以发生在各个年龄段，给患者造成精神痛苦并影响其从事日常事务的能力，因此应该引起重视。

扫码看视频

▶ **按摩处方一：** 点按 四神聪 + 按揉 印堂 + 点按 心俞 + 推按 三焦俞

按摩疗法

1 点按四神聪，益智补脑

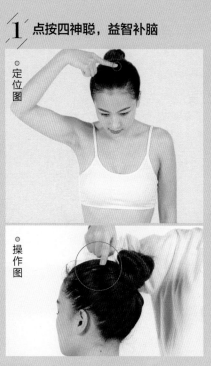

○定位图

○操作图

定位： 位于头顶部，在百会穴前、后、左、右各1寸处，共有四穴。
按摩操作： 用食指指腹点按四神聪穴200次，力度适中，以局部有酸胀感为宜。

2 按揉印堂，通鼻开窍

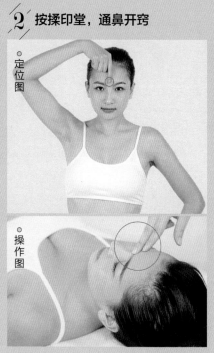

○定位图

○操作图

定位： 位于前额部，两眉头间连线与前正中线的交点处。
按摩操作： 将食指、中指紧并放于印堂穴上按揉50次，力度由轻渐重，以局部有酸胀感为度。

❧膳食调理经验方❧

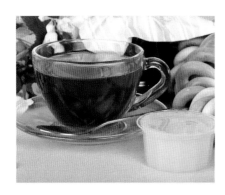

香附丹参茶——养心活血、疏肝解郁

材料： 香附8克，丹参、柏子仁各6克。

制作方法：

①将香附、丹参、柏子仁洗净，研磨成粉末状。

②在锅中加入大约1500毫升水，用武火将水煮沸。再将所有备用的药材加入，并用文火煮20分钟即可，代茶饮用。

3 点按心俞，安神益智

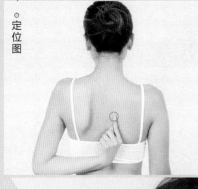
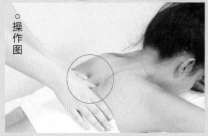

○ 定位图

○ 操作图

定位： 位于背部，第五胸椎棘突下，旁开1.5寸。

按摩操作： 四指贴在腰部，用拇指指腹点按心俞穴1～3分钟，力度适中，以局部有酸胀感为度。

4 推按三焦俞，利水强腰

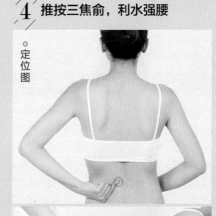

○ 定位图

○ 操作图

定位： 位于腰部，第一腰椎棘突下，旁开1.5寸。

按摩操作： 用食指、中指指腹反复推按三焦俞穴，力度适中，以局部皮肤潮红、发热为度。

❣ 注意事项 ❣

① 正确对待各种事物，防止情志内伤。

② 适当参加体育活动以增强体质，减轻症状。

③ 按摩后不宜吃生冷和辛辣的食物，1小时内不要碰冷水，喝300~500毫升的温水以提高按摩的疗效。

按摩处方二： 按揉 百会 +推按 太冲 +压揉 足三里 +按揉 涌泉

按摩疗法

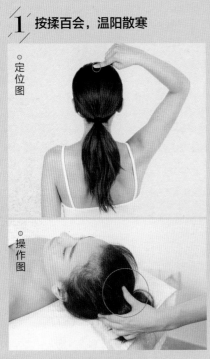

1 按揉百会，温阳散寒

○定位图

○操作图

定位： 位于头顶正中心，以两边耳尖画直线与鼻子到后颈直线的交叉点（即两耳角直上连线中点）。

按摩操作： 用拇指指腹沿顺时针方向按揉百会穴，以局部有酸胀感为度。

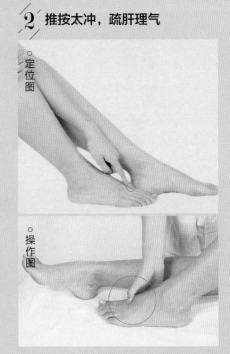

2 推按太冲，疏肝理气

○定位图

○操作图

定位： 位于足背侧，第一跖骨间隙的后方凹陷处。

按摩操作： 用拇指指腹来回推按太冲穴，力度适中，以局部皮肤潮红、发热为度。

随证加穴按摩

❶ 失眠——三阴交

配穴原理： 三阴交穴具有散热生气的功效，按揉
三阴交穴可治疗失眠。

❷ 头痛——解溪

配穴原理： 解溪穴具有清胃化痰、镇惊安神的作
用，按揉解溪穴可治疗头痛。

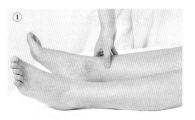

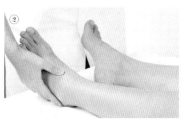

3 压揉足三里，通络导滞

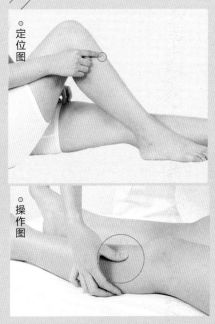

定位图

操作图

定位： 位于小腿前外侧，犊鼻穴下
3寸，距胫骨前缘一横指。
按摩操作： 将拇指指腹放于足三里
穴上压揉3分钟，力度适中，以局
部有酸胀感为宜。

4 按揉涌泉，散热生气

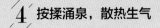

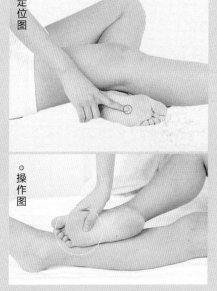

定位图

操作图

定位： 位于足底部，在足前部凹陷
处，第二、第三趾趾缝纹头端与足
跟连线的前1/3处。
按摩操作： 用大拇指指腹按揉涌泉
穴30次，以局部有酸胀感为度。

摆脱空调病，百会、太阳双管齐下

空调病又称空调综合征，一般表现为疲乏无力、四肢肌肉关节酸痛、头痛、腰痛，严重者可引起口眼㖞斜。老人、儿童的身体抵抗力低下，因此需特别注意。

扫码看视频

👉 **按摩处方：** 按揉 百会 + 点按 印堂 + 按揉 太阳 + 拿捏 风池

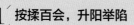

按摩疗法

1 按揉百会，升阳举陷

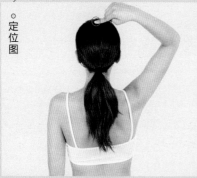

○定位图

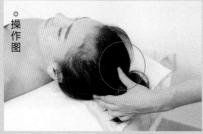

○操作图

定位： 位于头顶正中心，以两边耳尖画直线与鼻子到后颈直线的交叉点（即两耳角直上连线中点）。

按摩操作： 用拇指指腹轻按百会穴，先顺时针再逆时针各按揉1分钟。

2 点按印堂，清头明目

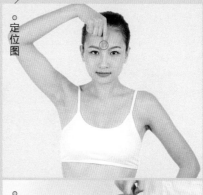

○定位图

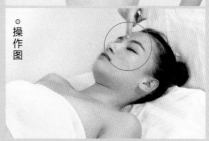

○操作图

定位： 位于前额部，两眉头间连线与前正中线的交点处。

按摩操作： 用食指指腹点按印堂穴，力度适中，以局部有酸胀感为度。

❧ 随证加穴按摩 ❧

❶ 头晕——风府

配穴原理： 风府穴具有散热吸湿、通关开窍的功效，按揉风府穴可治疗头晕。

❷ 目赤肿痛——听会

配穴原理： 听会穴具有开窍聪耳、通经活络的作用，按听会穴可治疗目赤肿痛、面痛等疾病。

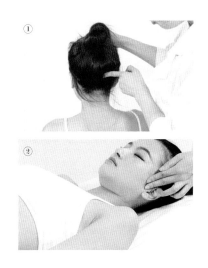

---

3 按揉太阳，宁神醒脑

○定位图

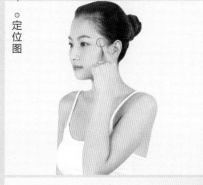

○操作图

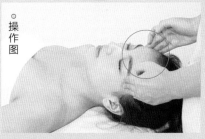

定位： 位于颞部，眉梢与目外眦之间，向后约一横指的凹陷处。

按摩操作： 食指、中指、无名指三指并拢，按在两侧太阳穴上，以顺时针方向按揉1分钟，力度适中。

4 拿捏风池，祛风散寒

○定位图

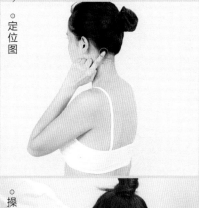

○操作图

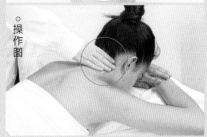

定位： 位于项部，枕骨之下，与风府穴相平，胸锁乳突肌与斜方肌上端之间的凹陷处。

按摩操作： 用拇指与食指、中指相对，拿捏风池穴，以局部有酸胀感为度。

疲劳综合征，不妨按按气海

　　此病的典型表现为短期记忆力减退或注意力不集中、咽痛、肌肉酸痛、头痛等。中医学认为本病主要由于劳累过度、情志内伤或反复患病，导致肝、脾、肾功能失调。

扫码看视频

👉 **按摩处方：** 按揉 列缺 + 按揉 气海 + 掐揉 合谷 + 压揉 百会

按摩疗法

1 按揉列缺，补肺益肾

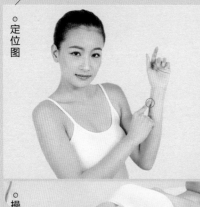

○定位图

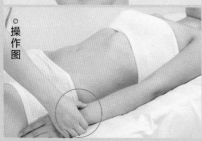

○操作图

定位： 位于前臂桡侧缘，桡骨茎突上方，腕横纹上1.5寸。

按摩操作： 用大拇指指腹放于列缺穴上按揉，其余四指附于手臂上，力度适中，以局部有酸胀感为度。

2 按揉气海，益气助阳

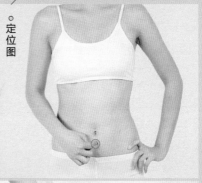

○定位图

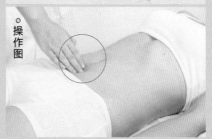

○操作图

定位： 位于下腹部，前正中线上，于脐中下1.5寸。

按摩操作： 右手的食指、中指、无名指并拢，放于下腹部气海穴上按揉，力度轻柔，以局部有酸胀感为度。

✿ 随证加穴按摩 ✿

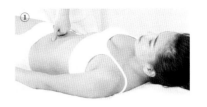

❶ 便秘——天枢

配穴原理： 天枢穴有调肠腑、理气滞的功效，按摩此穴能够治疗便秘。

❷ 失眠——内关

配穴原理： 内关穴有宁心安神、理气止痛的功效，按摩此穴能够缓解失眠。

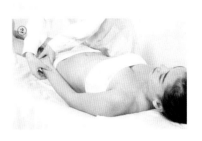

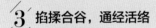

3 掐揉合谷，通经活络

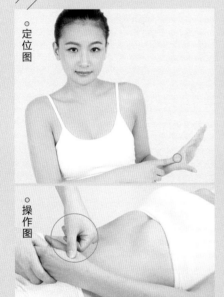

○定位图

○操作图

定位： 位于手背，第一、第二掌骨之间，第二掌骨桡侧的中点处。

按摩操作： 将大拇指指腹放于合谷穴上掐揉，食指顶于掌面，力度由轻渐重，以局部有酸胀感为度。

4 压揉百会，提神醒脑

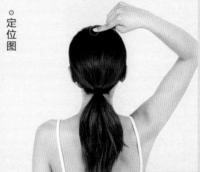

○定位图

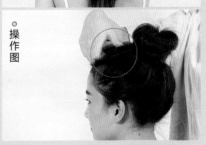

○操作图

定位： 位于头顶正中心，以两边耳尖画直线与鼻子到后颈直线的交叉点（即两耳角直上连线中点）。

按摩操作： 将大拇指指腹放于百会穴上压揉，其余四指顶于头顶。

风池、迎香一起按，感冒好得快

感冒，俗称"伤风"，是日常生活中最常见的疾病，以鼻塞、流涕、喷嚏、头痛、畏寒或发热等为主要症状，病程一般5～10天，轻者不治自愈，重者多需要治疗。

扫码看视频

按摩处方一： 拿捏 风池 ＋点按 攒竹 ＋点按 迎香 ＋掐按 合谷

按摩疗法

1 拿捏风池，发汗解表

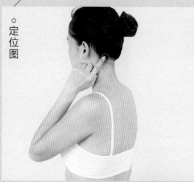

○定位图

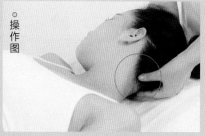

○操作图

定位： 位于项部，枕骨之下，与风府穴相平，胸锁乳突肌与斜方肌上端之间的凹陷处。

按摩操作： 将拇指和食指、中指相对，呈钳形拿捏风池穴30次。

2 点按攒竹，祛风通络

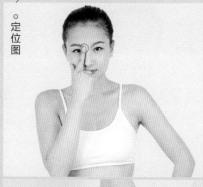

○定位图

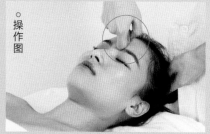

○操作图

定位： 位于面部，眉毛内侧边缘凹陷处。

按摩操作： 用食指第二关节点按两侧攒竹穴150次，以重刺激手法操作。

❧ 膳食调理经验方 ❧

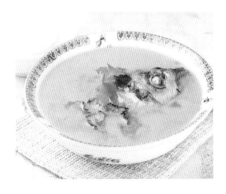

川芎白芷鱼头汤——发散风寒、祛风止痛

材料： 川芎5克，白芷1克，生姜5片，鳙鱼头1个，盐适量。

制作方法：

①将鱼头洗净，去鳃，起油锅，下鱼头煎至微黄，取出备用；川芎、白芷、生姜洗净。

②把材料放入炖锅内炖2小时，调盐即可。

3 点按迎香，祛风通窍

○定位图

○操作图

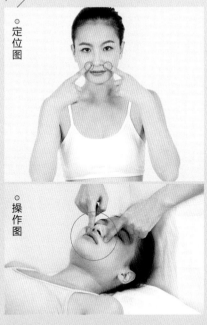

定位： 位于鼻翼外缘中点旁，鼻唇沟中。

按摩操作： 用双手食指指腹点按两侧迎香穴100次，注意以重刺激手法操作。

4 掐按合谷，镇静止痛

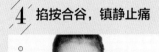

○定位图

○操作图

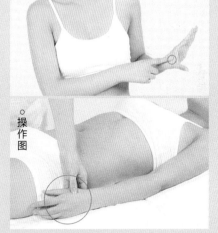

定位： 位于手背，第一、第二掌骨之间，第二掌骨桡侧的中点处。

按摩操作： 以拇指和食指两指相对置于合谷穴处，掐按合谷穴5～7次，以局部有酸胀感为度。

❧ 注意事项 ❧

①按摩穴位对于感冒初期有效。同时应多休息，增强自身抵抗力。若有其他不适，应及时就医治疗。

②此外，生姜、干辣椒有助于人体驱逐感冒病毒，止咳化痰。大蒜能增强人体的免疫功能，可适量食用。

▶ 按摩处方二： 按揉 (风府) + 按揉 (大椎) + 按揉 (曲池) + 按揉 (印堂)

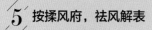

按摩疗法

5 按揉风府，祛风解表

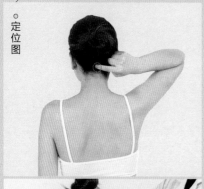
○定位图

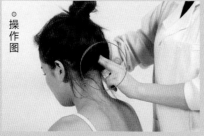
○操作图

定位： 位于项部，后发际正中直上1寸，枕外隆凸直下，两侧斜方肌之间凹陷中。

按摩操作： 将食指与中指并拢按在风府穴上，环形按揉，力度适中。

6 按揉大椎，疏风祛邪

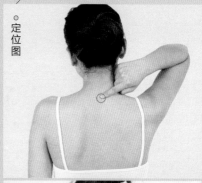
○定位图

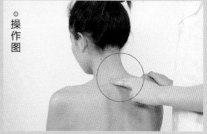
○操作图

定位： 位于后正中线上，第七颈椎棘突下凹陷处。

按摩操作： 将食指、中指指腹放于大椎穴上，用力按揉，以局部有酸胀感为度。

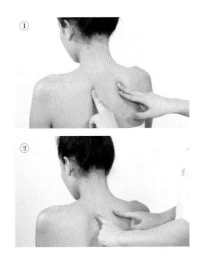

🎋 随证加穴按摩 🎋

❶ 咳嗽——肺俞

配穴原理： 肺俞穴具有调补肺气、补虚清热的功效，按揉肺俞穴可缓解咳嗽。

❷ 风寒型感冒——风门

配穴原理： 风门穴具有宣肺解表、益气固表的作用，按揉风门穴可缓解风寒型感冒。

---

7 按揉曲池，祛风散寒

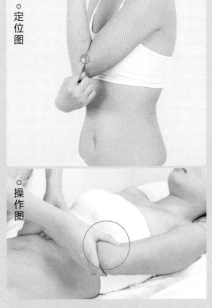

○定位图

○操作图

定位： 位于肘横纹外侧端，屈肘时，尺泽穴与肱骨外上髁连线中点。

按摩操作： 将拇指指腹放于曲池穴上按揉，力度适中，以局部有酸痛感为宜。

8 按揉印堂，宁心安神

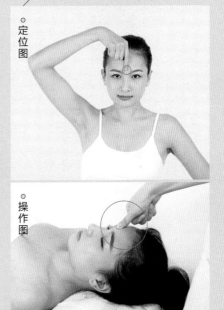

○定位图

○操作图

定位： 位于前额部，两眉头间连线与前正中线的交点处。

按摩操作： 将拇指指腹放于印堂穴上按揉，力度适中，以局部有酸痛感为宜。

咳嗽不停，按揉肺俞止咳良

咳嗽是呼吸系统疾病的主要症状。中医认为，咳嗽是因外感六淫、影响于肺所致的有声有痰之症。咳嗽的原因有上呼吸道感染、支气管炎、肺炎、喉炎等。

扫码看视频

👉 **按摩处方一：** 按揉 定喘 + 按揉 大椎 + 按揉 肺俞 + 按揉 太阳

按摩疗法

1 按揉定喘，止咳平喘

○ 定位图

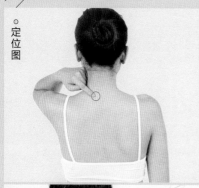

○ 操作图

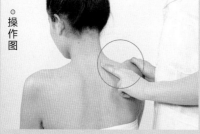

定位： 位于背部，第七颈椎棘突下，旁开0.5寸。

按摩操作： 将食指、中指并拢，两指指腹放在定喘穴上，环形按揉3~5分钟，以局部有酸胀感为度。

2 按揉大椎，清热解表

○ 定位图

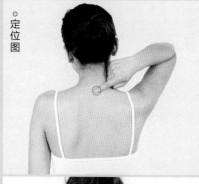

○ 操作图

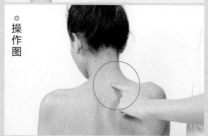

定位： 位于后正中线上，第七颈椎棘突下凹陷处。

按摩操作： 将食指指腹置于大椎穴上，用力按揉1~2分钟，以局部有酸胀感为度。

膳食调理经验方

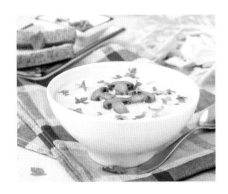

果仁粥——下气、平喘、止咳

材料： 白果、浙贝母各10克，莱菔子15克，粳米100克，盐、香油各适量。

制作方法：

①白果、粳米、浙贝母、莱菔子洗净，一起装入瓦煲内。

②加入适量清水，小火慢煮成粥样，下少许香油搅拌，下盐调味即可。

---

3 按揉肺俞，疏风解表

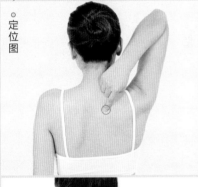

○定位图

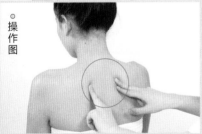

○操作图

定位： 位于背部，第三胸椎棘突下，旁开1.5寸。

按摩操作： 将食指、中指紧并，两指指腹放于肺俞穴上，环形按揉3分钟，以局部有酸胀感为度。

4 按揉太阳，宁神醒脑

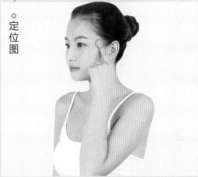

○定位图

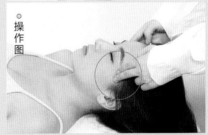

○操作图

定位： 位于颞部，眉梢与目外眦之间，向后约一横指的凹陷处。

按摩操作： 食指、中指紧并，两指指腹放于太阳穴上，沿顺时针或逆时针方向按揉太阳穴20次。

❀ 注意事项 ❀

①如果咳黄痰，则属于风热咳嗽，每个穴位需敲打两三分钟，以促进疗效。

②风寒型咳嗽咳出的是白色痰，而且痰比较清稀，流清鼻涕，敲打的力度可以轻一些。

▶ **按摩处方二：** 按揉 云门 + 按揉 膻中 + 按揉 尺泽 + 掐按 太渊

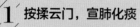

按摩疗法

1 按揉云门，宣肺化痰

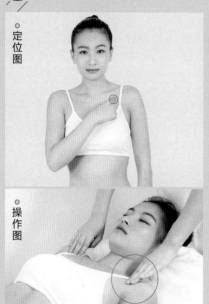

○定位图

○操作图

定位： 胸前正中线旁开6寸，锁骨下缘处。

按摩操作： 将食指、中指紧并，手指前端放于云门穴上，环形按揉，以局部有酸胀感为度。

2 按揉膻中，宽胸理气

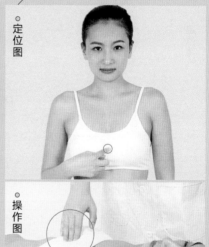

○定位图

○操作图

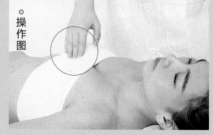

定位： 位于胸部前正中线上，平第四肋间，两乳头连线的中点。

按摩操作： 将食指、中指、无名指并拢，三指指腹放于膻中穴上按揉，力度由轻至重。

❧ 随证加穴按摩 ❧

❶ 咳嗽痰多——大椎

配穴原理： 如果咳嗽伴有痰多，可加灸大椎穴，有清热解表的功效，可以止咳化痰。

❷ 气喘咳嗽——定喘

配穴原理： 定喘穴属经外奇穴，有止咳平喘的作用，可治疗各种肺部疾患所引起的咳喘。

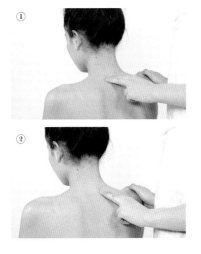

3 按揉尺泽，清宣肺气

○ 定位图

○ 操作图

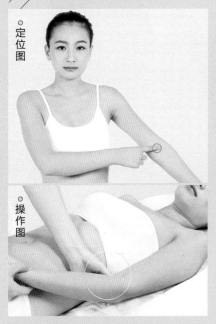

定位： 位于肘横纹中，肱二头肌腱桡侧凹陷处。

按摩操作： 将拇指指腹放在尺泽穴上，适当用力按揉，以局部有酸胀感为佳。

4 掐按太渊，调理肺气

○ 定位图

○ 操作图

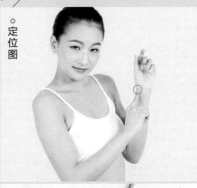

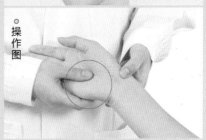

定位： 位于腕掌侧横纹桡侧，桡动脉搏动处。

按摩操作： 用拇指指尖垂直轻轻掐按太渊穴，以局部有酸胀感为佳。

中府清泻肺热，缓解支气管炎

支气管炎是指气管、支气管黏膜及其周围组织的慢性非特异性炎症，临床上以长期咳嗽、咳痰、喘息以及反复呼吸道感染为特征。部分患者起病之前先有急性上呼吸道感染。

扫码看视频

▶ **按摩处方一：** 按揉 中府 + 按揉 尺泽 + 点揉 肺俞 + 按揉 丰隆

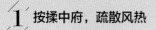

按摩疗法

1 按揉中府，疏散风热

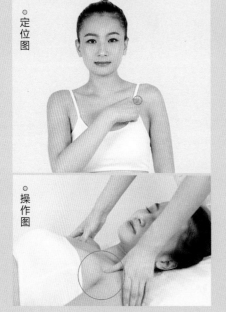

◎定位图

◎操作图

定位： 位于胸前壁的外上方、云门穴下1寸，平第一肋间隙，距前正中线6寸。

按摩操作： 将拇指放在两侧中府穴上，用力按揉，以局部有酸胀感为度。

2 按揉尺泽，通络止痛

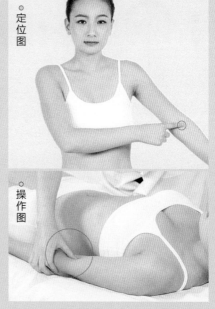

◎定位图

◎操作图

定位： 位于肘横纹中，肱二头肌腱桡侧凹陷处。

按摩操作： 将拇指放在尺泽穴上，适当用力按揉1分钟，以局部有酸胀感为佳，双手交替进行。

❧ 膳食调理经验方 ❧

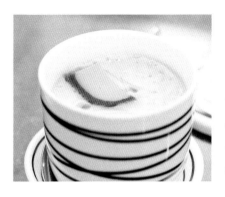

果仁鸡蛋羹——润肺止咳、化痰平喘

材料： 白果仁、甜杏仁、核桃仁、花生仁各10克，鸡蛋2个。

制作方法：

①白果仁、甜杏仁、核桃仁、花生仁一起洗净炒熟，混合均匀。

②加入鸡蛋和水，入锅蒸至蛋熟即成。

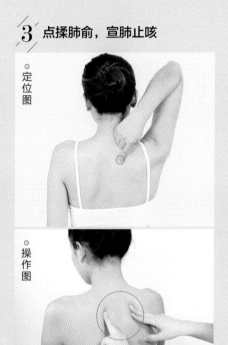

3 点揉肺俞，宣肺止咳

◦定位图

◦操作图

定位： 位于背部，第三胸椎棘突下，旁开1.5寸。

按摩操作： 将食指、中指并拢，双指指腹放在肺俞穴上，点揉1分钟，以局部有酸胀感为佳。

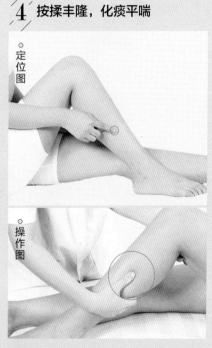

4 按揉丰隆，化痰平喘

◦定位图

◦操作图

定位： 位于外踝尖上8寸，条口外，距胫骨前缘二横指处。

按摩操作： 将拇指放于丰隆穴上，其余四指半握附于腿部，按揉3~5分钟，以局部有酸胀感为宜。

❧ 注意事项 ❧

①体育锻炼可以增强体质，增强抗病能力。锻炼的方式有快走、慢跑、做呼吸操、打太极拳等。

②保持良好的环境卫生，注意室内空气流通。还要保持足够的室内湿度，避免有害气体和烟尘入侵。

➤ **按摩处方二：** 按揉 膻中 + 按压 列缺 + 按揉 照海 + 按揉 曲池

按摩疗法

5 按揉膻中，清肺止喘

○定位图

○操作图

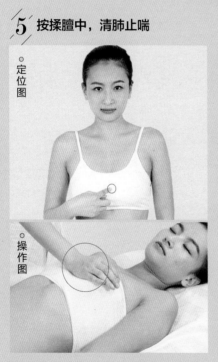

定位： 位于胸部前正中线上，平第四肋间，两乳头连线中点处。

按摩操作： 将右手掌根放在膻中穴上，适当用力按揉，以局部有酸胀感为度。

6 按压列缺，利咽宽胸

○定位图

○操作图

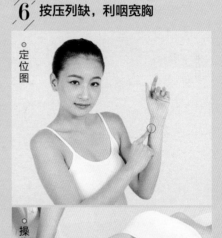

定位： 位于前臂桡侧缘，桡骨茎突上方，腕横纹上1.5寸。

按摩操作： 用拇指的指腹按压列缺穴，力度适中，以局部皮肤潮红、发热为佳。

随证加穴按摩

❶ 失眠——涌泉

配穴原理： 涌泉穴具有散热生气、聪耳明目的功效，按揉涌泉穴可缓解失眠。

❷ 头痛——解溪

配穴原理： 解溪穴具有清胃化痰、镇惊安神的作用，按揉解溪穴可缓解头痛。

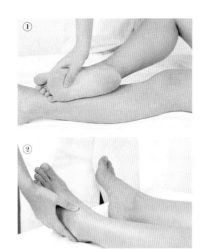

7 按揉照海，滋肾清热

○定位图

○操作图

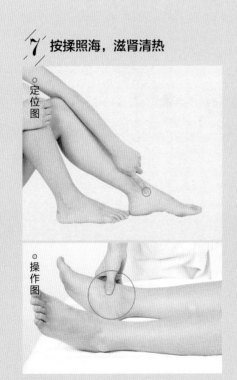

定位： 位于足内侧，内踝尖下方凹陷处。

按摩操作： 以大拇指指腹用力按揉照海穴100～200次，以局部有酸胀感为度。

8 按揉曲池，清热和营

○定位图

○操作图

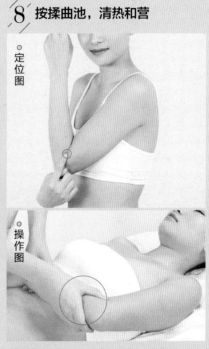

定位： 位于肘横纹外侧端，屈肘时，尺泽穴与肱骨外上髁连线中点。

按摩操作： 将拇指放于曲池穴上按揉，力度适中，以局部有酸痛感为宜。

胃痛难眠，中脘、足三里来止痛

胃痛是指上腹胃脘部近心窝处的疼痛。引起胃痛的疾病有很多，常见的有急、慢性胃炎，胃、十二指肠溃疡，胃黏膜脱垂，胃下垂，胰腺炎，胆囊炎及胆囊结石等。

扫码看视频

➤ **按摩处方：** 按揉 中脘 +点按 内关 +压揉 足三里 +按压 外关

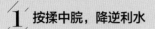
按摩疗法

1 按揉中脘，降逆利水

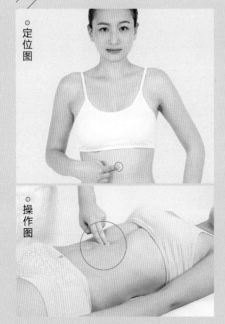

◦定位图

◦操作图

定位： 位于上腹部，前正中线上，脐中上4寸。

按摩操作： 食指与中指并拢，其余三指弯曲握拳，指腹放于中脘穴上，环形按揉2分钟，力度适中。

2 点按内关，宁心安神

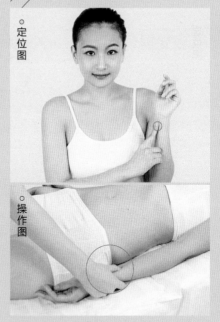

◦定位图

◦操作图

定位： 位于手掌面关节横纹的中央，往上约三指宽的中央凹陷处。

按摩操作： 用大拇指指腹点按内关穴，力度由轻到重，以局部有酸胀感为度。

🦴 随证加穴按摩 🦴

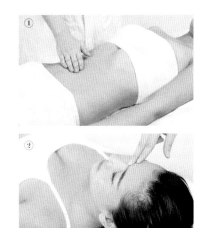

❶ 腹痛——神阙

配穴原理： 神阙穴具有温阳散寒、消食导滞的功效，按揉神阙穴可缓解腹痛。

❷ 头痛——印堂

配穴原理： 印堂穴具有清头明目、通鼻开窍的作用，按揉印堂穴可缓解头痛。

---

3 压揉足三里，通络导滞

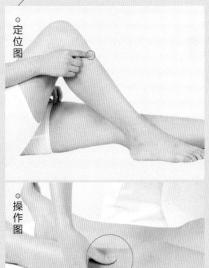

○ 定位图

○ 操作图

定位： 位于小腿前外侧，犊鼻穴下3寸，距胫骨前缘一横指。

按摩操作： 将拇指指腹放于足三里穴上，微用力压揉3分钟，以局部皮肤潮红、发热为宜。

4 按压外关，补阳益气

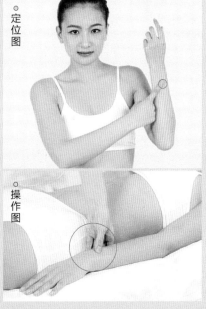

○ 定位图

○ 操作图

定位： 位于前臂背侧面，腕背横纹后2寸，尺骨与桡骨之间，阳池穴与肘尖的连线上。

按摩操作： 将大拇指指腹放在外关穴上按压1~2分钟，力度稍大。

内关止呕效果佳，呕吐就找它

呕吐是临床常见病症，既可单独为患，亦可见于多种疾病，是机体的一种防御反射动作。此病可分为3个阶段，即恶心、干呕和呕吐。

扫码看视频

▶ **按摩处方：** 按揉 列缺 + 按揉 中脘 + 按揉 内关 + 压揉 足三里

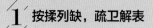

按摩疗法

1 按揉列缺，疏卫解表

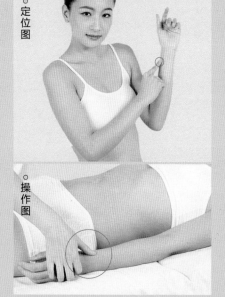

○定位图

○操作图

定位： 位于前臂桡侧缘，桡骨茎突上方，腕横纹上1.5寸。

按摩操作： 将拇指指尖放于列缺穴上，其余四指附于手臂上，力度适中，按揉3分钟。

2 按揉中脘，健脾养胃

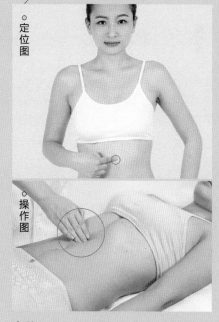

○定位图

○操作图

定位： 位于上腹部，前正中线上，脐中上4寸。

按摩操作： 将右手食指、中指、无名指并拢，手指指尖放于中脘穴上，环形按揉2分钟，力度适中。

随证加穴按摩

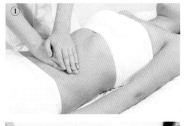

❶ 寒吐型——神阙

配穴原理： 神阙穴具有培元固本、开窍复苏的功效，按揉神阙穴可缓解寒吐型症状。

❷ 伤食致吐——胃俞

配穴原理： 胃俞穴具有和胃健脾、理中降逆的作用，按揉胃俞穴可缓解伤食致吐的症状。

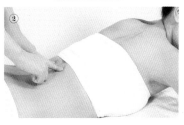

3 按揉内关，理气镇痛

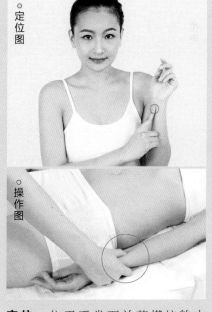

○定位图

○操作图

定位： 位于手掌面关节横纹的中央，往上约三指宽的中央凹陷处。

按摩操作： 将拇指指腹放于内关穴上，其余四指附于手臂，力度由轻渐重，按揉1～2分钟。

4 压揉足三里，通络导滞

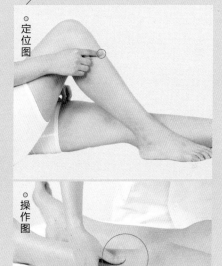

○定位图

○操作图

定位： 位于小腿前外侧，犊鼻穴下3寸，距胫骨前缘一横指。

按摩操作： 将拇指指尖放于下肢足三里穴上，其余四指附于小腿，微用力压揉3分钟。

打嗝频频作声，按按内关与天突

打嗝，中医称之为呃逆，指气从胃中上逆，喉间频频作声，声音急而短促，是一种常见的生理现象。中医辨证时可分为胃中寒冷、胃气上逆、气逆痰阻、脾胃阳虚、胃阴不足等证型。

扫码看视频

按摩处方： 按压 翳风 + 按揉 天突 + 按压 内关 + 按揉 乳根

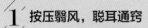
按摩疗法

1 按压翳风，聪耳通窍

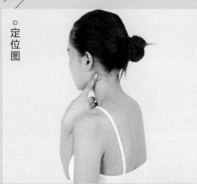
。定位图

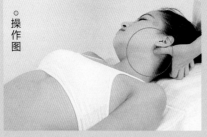
。操作图

定位： 位于耳垂后方，乳突与下颌角之间的凹陷处。

按摩操作： 用拇指指腹按压翳风穴，同时屏住呼吸30秒，然后深呼吸，一般此时呃逆已止。

2 按揉天突，降逆止呕

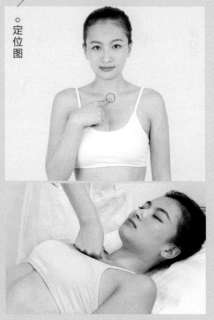
。定位图

。操作图

定位： 位于颈部，前正中线上，胸骨上窝中央。

按摩操作： 用拇指指腹沿顺时针方向按揉天突穴30～50次。

❧ 随证加穴按摩 ❧

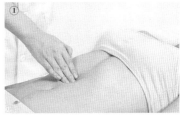

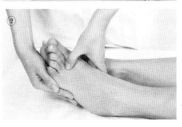

❶ 寒气蓄胃型——中脘

配穴原理：中脘穴具有调理中焦、行气活血的功效，按揉中脘穴可缓解寒气蓄胃型打嗝。

❷ 胃中燥热型——内庭

配穴原理：内庭穴具有清胃泻火、理气止痛的作用，按揉内庭穴可缓解胃中燥热型打嗝。

---

3 按压内关，理气镇痛

○定位图

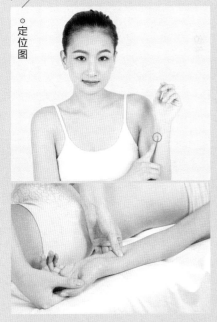

定位：位于手掌面关节横纹的中央，往上约三指宽的中央凹陷处。

按摩操作：用拇指指腹重力按压内关穴5～10分钟，以局部有酸胀感为度。

4 按揉乳根，化痰止咳

○定位图

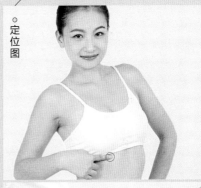

○操作图

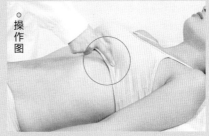

定位：位于胸部，乳房根部，第五肋间隙，距前正中线4寸。

按摩操作：将拇指指腹放在乳根穴上，以顺时针方向按揉30～50次。

腹胀如气囊，按压建里来排气

腹胀是一种常见的消化系统症状，引起腹胀的原因主要见于胃肠道胀气、各种原因所致的腹水、腹腔肿瘤等。当正常人咽入胃内空气过多或因消化吸收功能不良时，则可导致腹胀。

扫码看视频

▶ **按摩处方：** 按压 建里 + 掐按 合谷 + 掐揉 足三里 + 推按 太冲

按摩疗法

1 按压建里，通降腑气

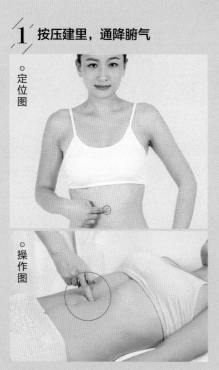

○ 定位图

○ 操作图

定位： 位于上腹部，前正中线上，脐中上3寸。

按摩操作： 用中指指腹抵住建里穴，用力按压，同时上臂进行颤抖约30秒。

2 掐按合谷，通经活络

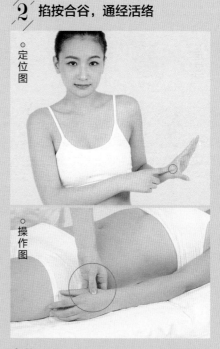

○ 定位图

○ 操作图

定位： 位于手背，第一、第二掌骨之间，第二掌骨桡侧的中点处。

按摩操作： 用拇指指腹用力掐按合谷穴数十次，双手交替进行操作，以局部有酸痛感为度。

❧ 随证加穴按摩 ❧

❶ 呕吐——胃俞

配穴原理： 胃俞穴具有和胃健脾、理中降逆的功效，按揉胃俞穴可缓解呕吐。

❷ 胃痛——公孙

配穴原理： 公孙穴具有健脾胃、调冲任的作用，按揉公孙穴可缓解胃痛。

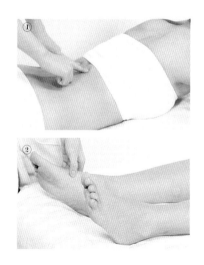

3 掐揉足三里，通络导滞

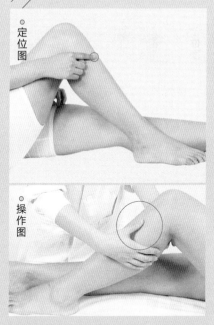

◎定位图

◎操作图

定位： 位于小腿前外侧，犊鼻穴下3寸，距胫骨前缘一横指。

按摩操作： 用拇指指腹以顺时针方向掐揉足三里穴2分钟，以局部有酸胀感为度。

4 推按太冲，平肝泄热

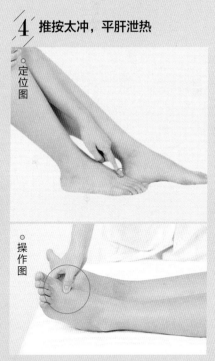

◎定位图

◎操作图

定位： 位于足背侧，第一跖骨间隙的后方凹陷处。

按摩操作： 用拇指指腹来回推按太冲穴，力度适中，以局部皮肤潮红、发热为度。

腹泻频繁跑厕所，按揉水分可缓解

腹泻，是大肠疾病中最常见的一种症状，是指排便次数明显超过日常习惯的排便次数，粪质稀薄，水分增多，每日排便总量超过200克。

扫码看视频

按摩处方： 按揉 中脘 + 按揉 天枢 + 按揉 水分 + 按揉 大巨

按摩疗法

1 按揉中脘，健脾养胃

◦定位图

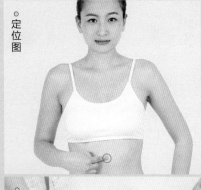

◦操作图

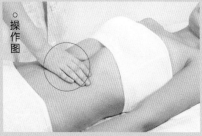

定位： 位于上腹部，前正中线上，脐中上4寸。

按摩操作： 用大、小鱼际以打圈方式按揉中脘穴，先顺时针方向按揉5分钟，再逆时针方向按揉5分钟。

2 按揉天枢，消食导滞

◦定位图

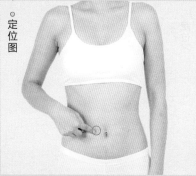

◦操作图

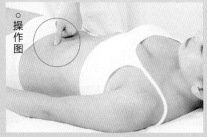

定位： 位于腹中部，距脐中2寸。

按摩操作： 用拇指指尖轻轻按揉腹部的天枢穴，感到舒畅后，指尖再缓慢地用力按揉5分钟。

❀ 随证加穴按摩 ❀

❶ 大便清稀或如水样——下巨虚

配穴原理： 下巨虚穴是手太阳小肠经下合穴，能够起到较好的治疗泄泻的效果。

❷ 五更泻——命门

配穴原理： 在慢性腹泻中，有一种"五更泻"，按摩命门穴，可以补肾阳、旺命门、益火止泻。

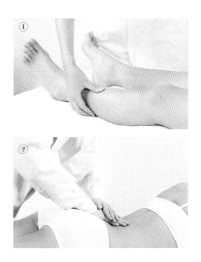

3 按揉水分，行气消胀

○定位图

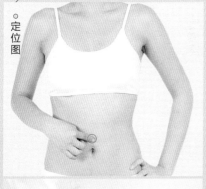

○操作图

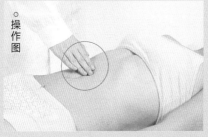

定位： 位于上腹部，前正中线上，脐中上1寸。

按摩操作： 食指、中指、无名指并拢，适当用力按揉水分穴1～3分钟，以局部皮肤潮红、发热为度。

4 按揉大巨，调理肠胃

○定位图

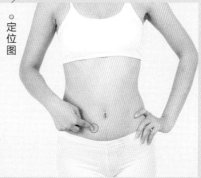

○操作图

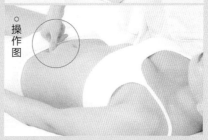

定位： 位于下腹部，脐下2寸，距前正中线2寸。

按摩操作： 用拇指指尖按揉腹部的大巨穴5分钟，力度由轻至重，以局部有酸胀感为度。

便秘不是病，上巨虚助肠道顺畅

便秘，是临床常见的复杂症状，而不是一种疾病，主要是指排便次数减少、粪便量减少、粪便干结、排便费力等。引起功能性便秘的原因有饮食不当、精神紧张、滥用泻药、年老体虚等。

扫码看视频

👉 **按摩处方：** 按压 支沟 + 压揉 三阴交 + 压揉 上巨虚 + 压揉 足三里

按摩疗法

1 按压支沟，解表利尿

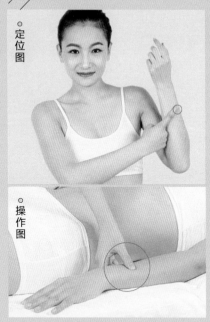

○定位图

○操作图

定位： 位于前臂背侧，腕背横纹上3寸，尺骨与桡骨之间。
按摩操作： 用拇指指尖按压前臂背侧的支沟穴，每次按压5分钟，每天3次，以局部有酸胀感为度。

2 压揉三阴交，调和气血

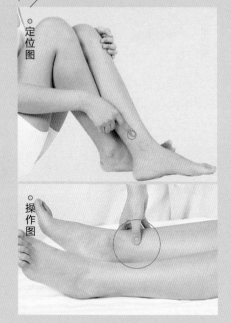

○定位图

○操作图

定位： 位于小腿内侧，足内踝尖上3寸，胫骨内侧缘后方。
按摩操作： 用大拇指指端放于小腿内侧的三阴交穴上，微用力压揉3～5分钟，以局部有酸胀感为度。

随证加穴按摩

❶ 呕吐——阳陵泉

配穴原理： 阳陵泉穴具有清热利湿、舒筋活络的功效，按揉阳陵泉穴可缓解呕吐。

❷ 腹痛——委中

配穴原理： 委中穴具有疏通经络、息风止痉的作用，按揉委中穴可缓解腹痛。

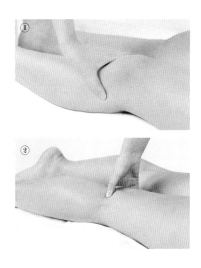

---

3 压揉上巨虚，通经活络

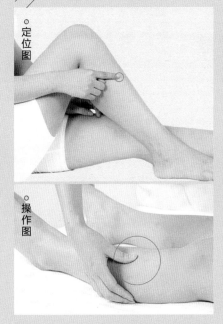

〇 定位图

〇 操作图

定位： 位于小腿前外侧，犊鼻下6寸，距胫骨前缘一横指。

按摩操作： 用大拇指指腹放于下肢上巨虚穴上，微用力压揉，以局部有酸胀痛为宜。

4 压揉足三里，通络导滞

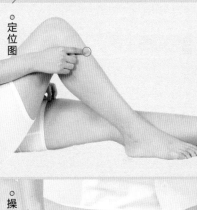

〇 定位图

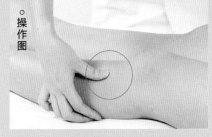

〇 操作图

定位： 位于小腿前外侧，犊鼻穴下3寸，距胫骨前缘一横指。

按摩操作： 将大拇指指腹放于足三里穴上，其余四指附于小腿外侧，微用力压揉3分钟。

点按大肠俞，痔疮不再尴尬

　　痔疮又称痔核，临床上分为3种类型：位于齿状线以上的为内痔，在齿状线以外的为外痔，二者混合存在的为混合痔。中医认为本病多由大肠素积湿热或过食炙煿辛辣之物所致。

扫码看视频

▶ **按摩处方：** 按压 中极 + 按揉 二白 + 点按 大肠俞 + 按压 足三里

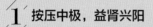

按摩疗法

1 按压中极，益肾兴阳

○定位图
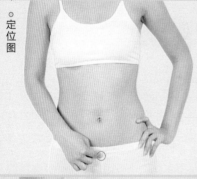

○操作图
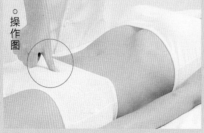

定位： 位于下腹部，前正中线上，脐中下4寸。

按摩操作： 用拇指指腹用力按压中极穴1分钟，以局部有酸胀感为度。

2 按揉二白，缓急止痛

○定位图
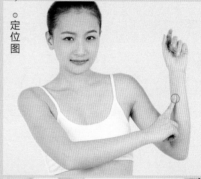

○操作图
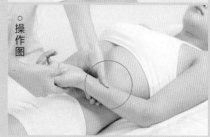

定位： 位于前臂掌侧，腕横纹上4寸，桡侧腕屈肌腱的两侧，一侧二穴。

按摩操作： 用拇指指腹按揉二白穴1～2分钟，力度适中，以局部有酸胀感为度。

🎵 随证加穴按摩 🎵

❶ 水泻——箕门

配穴原理： 箕门穴具有清热利尿的功效，按揉箕门穴可缓解水泻。

❷ 食欲不振——关元

配穴原理： 关元穴具有培补元气、泄浊通淋的作用，按揉关元穴可缓解食欲不振。

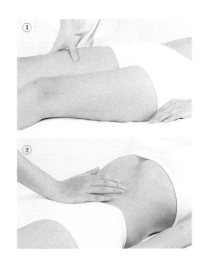

3 点按大肠俞，调和肠胃

○定位图

○操作图

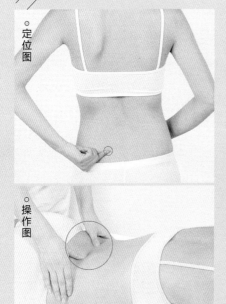

定位： 位于腰部，第四腰椎棘突下，后正中线上，旁开1.5寸。

按摩操作： 用拇指指腹点按大肠俞穴1~3分钟，力度适中，以局部皮肤潮红、发热为度。

4 按压足三里，通络导滞

○定位图

○操作图

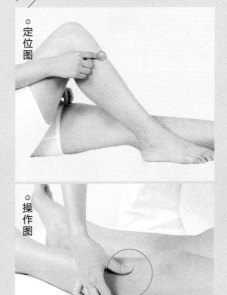

定位： 位于小腿前外侧，犊鼻穴下3寸，距胫骨前缘一横指。

按摩操作： 将拇指指腹在足三里穴上用力向下按压，有节律地一按一松，左右共3分钟。

胆结石疼痛难忍，止痛更需治痛

　　胆结石是指发生在胆囊内的结石所引起的疾病，是一种常见病，随年龄增长，发病率也逐渐升高，我国的胆结石症已由以胆管的胆色素结石为主逐渐转变为以胆囊胆固醇结石为主。

扫码看视频

按摩处方： 按揉 期门 ＋按揉 阳陵泉 ＋压揉 中渎 ＋按揉 胆俞

按摩疗法

1 按揉期门，疏肝和胃

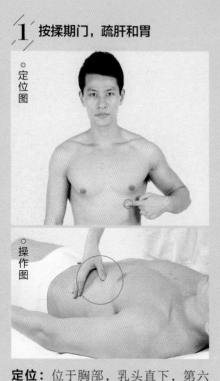

○定位图

○操作图

定位： 位于胸部，乳头直下，第六肋间隙，前正中线旁开4寸。

按摩操作： 用拇指指腹按揉期门穴1～2分钟，力度适中，以局部有酸胀感为度。

2 按揉阳陵泉，清热利湿

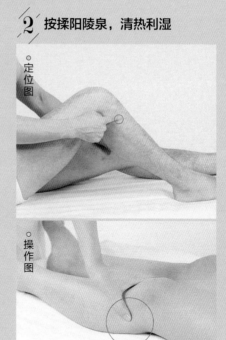

○定位图

○操作图

定位： 位于小腿外侧，腓骨小头前下方的凹陷中。

按摩操作： 用拇指指腹按揉阳陵泉穴1～3分钟，力度适中，以局部有酸麻胀痛感为度。

❀ 随证加穴拔罐 ❀

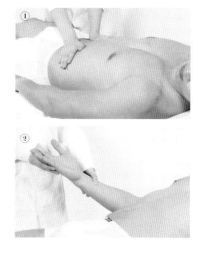

❶ 消化不良——天枢

配穴原理： 天枢穴具有调肠腑、理气滞的功效，按揉天枢穴可缓解心胸烦闷。

❷ 上腹疼痛——内关

配穴原理： 内关穴具有宁心安神、理气止痛的功效，按揉内关穴可缓解上腹疼痛。

3　压揉中渎，清热利湿

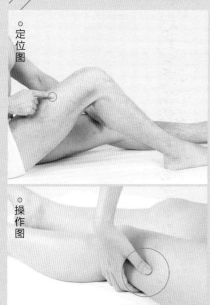

定位图

操作图

定位： 位于大腿外侧，风市穴下2寸，或腘横纹上5寸，股外肌与股二头肌之间。

按摩操作： 用拇指指尖压揉中渎穴2~3分钟，以局部有酸胀感为度。

4　按揉胆俞，清肝利胆

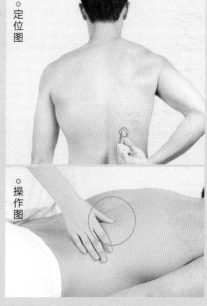

定位图

操作图

定位： 位于背部，第十胸椎棘突下，旁开1.5寸。

按摩操作： 用大拇指指腹按揉胆俞穴100~200次，力度适中，以局部有酸胀感为度。

麦粒肿眼睑肿痛，按揉攒竹消肿止痛

睑腺炎又叫麦粒肿，俗称针眼，分为两型：外麦粒肿和内麦粒肿。外麦粒肿是指睫毛毛囊部的皮脂腺的急性化脓性炎症。内麦粒肿是指毛囊附近的睑板腺的急性化脓性炎症。

扫码看视频

➤ **按摩处方：** 按揉 (攒竹) + 按揉 (丝竹空) + 掐压 (合谷) + 掐揉 (内庭)

按摩疗法

1 按揉攒竹，调节眼周血液循环

○定位图

○操作图

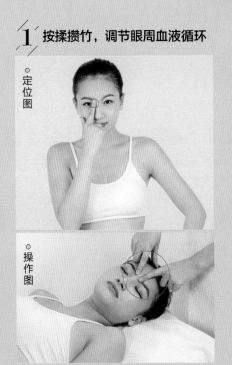

定位： 位于面部，眉毛内侧边缘凹陷处。

按摩操作： 将两手食指指腹放于两侧攒竹穴上，沿顺时针方向按揉3分钟，以局部有酸胀感为度。

2 按揉丝竹空，明目止痛

○定位图

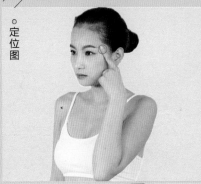

○操作图

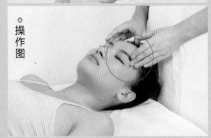

定位： 位于面部，眉梢凹陷处。

按摩操作： 将食指、中指和无名指三指并拢，三指指腹放于两侧丝竹空穴上，沿顺时针方向按揉5分钟，力度由轻至重。

❀ 随证加穴按摩 ❀

❶ 心胸烦闷——后溪

配穴原理： 后溪穴具有清心安神、通经活络的功效，按揉后溪穴可缓解心胸烦闷。

❷ 剧烈疼痛——二间

配穴原理： 合谷穴具有清热散风、消肿止痛的功效，按揉合谷穴可缓解剧烈疼痛。

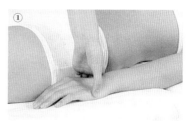

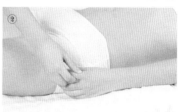

---

3 掐压合谷，镇静止痛

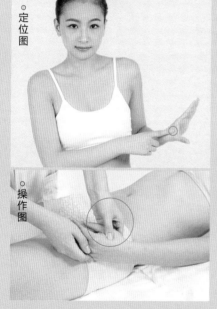

○定位图

○操作图

定位： 位于手背，第一、第二掌骨之间，第二掌骨桡侧的中点处。

按摩操作： 将拇指指腹放于合谷穴上，食指顶于掌面，由轻渐重掐压，以局部有酸胀感为度。

4 掐揉内庭，理气止痛

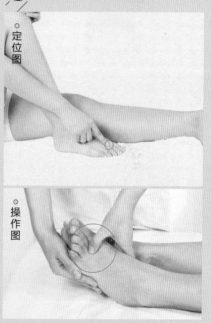

○定位图

○操作图

定位： 位于足背，第二、第三趾间，趾蹼缘后方赤白肉际处。

按摩操作： 将拇指指腹放于足背部的内庭穴上，用力掐揉，以局部有酸痛感为度。

鼻出血，迎香也能止鼻血

鼻出血是常见的临床症状之一，出血量多少不一，轻者涕中带血，数滴或数毫升，重者几十毫升甚至数百毫升，患者出现面色苍白、血压下降、脉搏微弱等不同程度的休克症状。

扫码看视频

▶ **按摩处方：** 点按 迎香 ＋按揉 巨髎 ＋推按 神庭 ＋推按 上星

按摩疗法

1 点按迎香，理气止痛

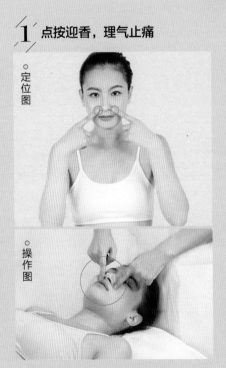

○定位图

○操作图

定位： 位于鼻翼外缘中点旁，鼻唇沟中。
按摩操作： 将双手食指指腹放于鼻翼两侧的迎香穴上，点按5分钟，以局部有酸胀感为度。

2 按揉巨髎，冷降胃浊

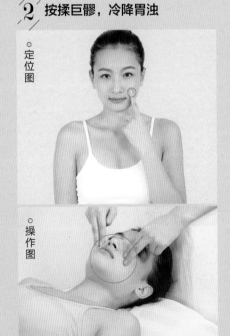

○定位图

○操作图

定位： 位于面部，瞳孔直下，平鼻翼下缘处，鼻唇沟外侧。
按摩操作： 将食指、中指紧并，放于两侧巨髎穴上，适当用力按揉5分钟，以局部有酸胀感为度。

🦴 随证加穴按摩 🦴

❶ 上火引起鼻出血——百会

配穴原理： 中医认为，按摩百会穴可以健脑清火，防止火气上扰而引起鼻流血。

❷ 止鼻血——风池

配穴原理： 风池穴有平肝息风、祛风散毒的作用，按摩风池穴可清热、止鼻血。

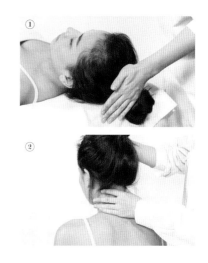

①

②

3 推按神庭，补益肝肾

○定位图

○操作图

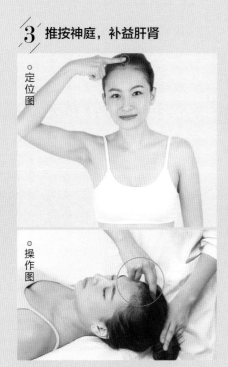

定位： 位于头部前正中线上，发际上0.5寸处。

按摩操作： 将食指、中指紧并，放于神庭穴上推按，力度适中，以局部有酸胀感为宜。

4 推按上星，宁神通鼻

○定位图

○操作图

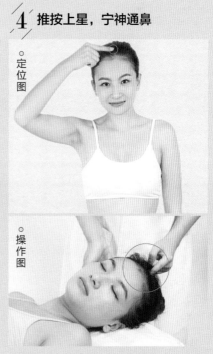

定位： 位于头部，前发际正中直上1寸。

按摩操作： 将食指指腹放于上星穴上推按，力度适中，以局部有酸胀感为宜。

耳鸣耳聋要补肾，听力恢复不是梦

耳鸣是以耳内鸣响为主症，表现为自觉耳内鸣响，声调多种，或如蝉鸣、风声等。中医认为，本病多因暴怒、惊恐、肝胆风火上逆，继而少阳之气闭阻不通所致；或因肾气虚弱，精血不能上达于耳而成。

扫码看视频

按摩处方： 按揉 听宫 ＋按揉 翳明 ＋按揉 百会 ＋叩击 肾俞

按摩疗法

1 按揉听宫，聪耳开窍

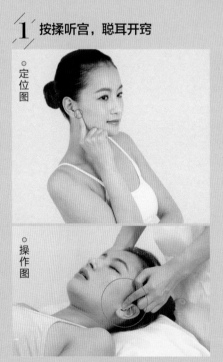

○ 定位图

○ 操作图

定位： 位于面部，耳屏前，下颌骨髁状突的后方，张口时呈凹陷处。
按摩操作： 将食指指腹放在听宫穴上，适当用力按揉1分钟，以局部有酸胀感为度。

2 按揉翳明，宁神息风

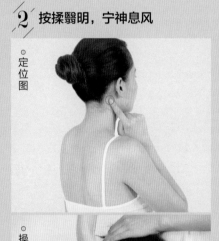

○ 定位图

○ 操作图

定位： 位于项部，翳风穴后1寸。
按摩操作： 将拇指指腹放于翳明穴上，适当用力按揉5分钟，以局部有酸胀感为度。

❀ 随证加穴按摩 ❀

❶ 神疲乏力——气海

配穴原理： 气海穴具有益气助阳、调经固经的功效，按揉气海穴可缓解神疲乏力。

❷ 腰膝酸软——关元

配穴原理： 关元穴具有培补元气、导赤通淋的功效，按揉关元穴可缓解腰膝酸软。

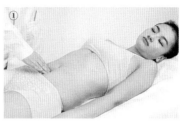

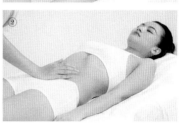

3 摩揉百会，升阳举陷

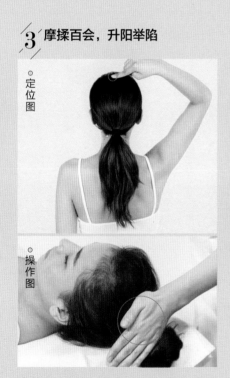

○定位图

○操作图

定位： 位于头顶正中心，以两边耳尖画直线与鼻子到后颈直线的交叉点（即两耳角直上连线中点）。

按摩操作： 将手掌心放在头顶百会穴上，从轻到重按揉1分钟。

4 叩击肾俞，益肾助阳

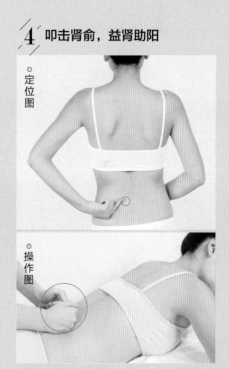

○定位图

○操作图

定位： 位于腰部，第二腰椎棘突下，旁开1.5寸。

按摩操作： 用空心拳叩击肾俞穴1分钟，力度适中，以局部有酸胀感为度。

下关、颊车消肿止痛，牙痛不再怕

　　牙痛，又称齿痛，是一种常见的口腔科疾病。主要是因牙齿本身、牙周组织及颌骨的疾病等引起。中医认为牙痛是由于外感风邪、胃火炽盛、肾虚火旺、虫蚀牙齿等原因所致。

扫码看视频

▶ **按摩处方：** 按揉 下关 ＋按压 颊车 ＋掐按 少海 ＋掐压 合谷

按摩疗法

1 按揉下关，聪耳通络

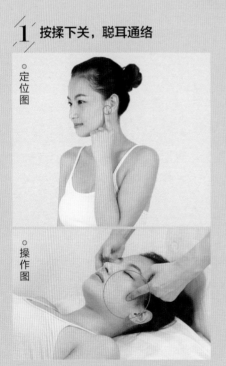

○定位图

○操作图

定位： 位于面部耳前方，颧弓与下颌切迹所形成的凹陷中。

按摩操作： 将食指指腹放于面部下关穴上，适当用力按揉1分钟，以局部有酸胀感为度。

2 按压颊车，祛风清热

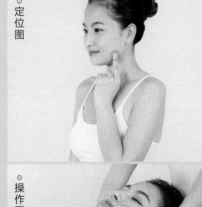

○定位图

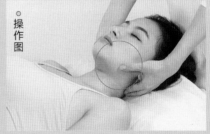

○操作图

定位： 位于面颊部，下颌角前上方，耳下大约一横指处，咀嚼时，肌肉隆起时出现的凹陷处。

按摩操作： 将拇指指腹放于面部颊车穴上，适当用力按压1分钟。

随证加穴按摩

❶ 风火外袭型——翳风

配穴原理： 翳风穴有散风活络的功效，按摩此穴可治风火外袭型牙痛。

❷ 胃火炽盛型——曲池

配穴原理： 曲池穴有清热和营的功效，适当按摩可治胃火炽盛型牙痛。

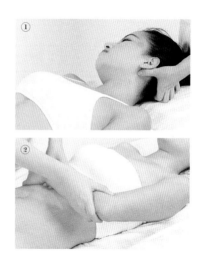

3 掐按少海，宁神通络

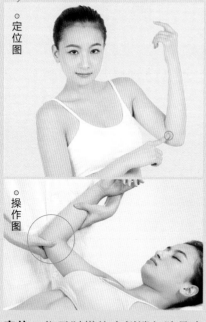

○ 定位图

○ 操作图

定位： 位于肘横纹内侧端与肱骨内上髁连线的中点处。

按摩操作： 将拇指指尖放在少海穴上，适当用力掐按1分钟，以局部有酸胀感为度。

4 掐压合谷，镇静止痛

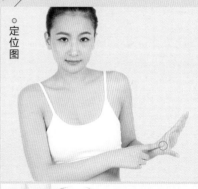

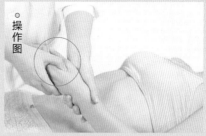

○ 定位图

○ 操作图

定位： 位于手背，第一、第二掌骨之间，第二掌骨桡侧的中点处。

按摩操作： 将拇指指腹按于合谷穴上，适当用力掐压1分钟，以局部有酸胀感为度。

咽喉肿痛，按按列缺消肿止痛

咽喉肿痛以咽喉红肿疼痛、吞咽不适为特征，是口咽和喉咽部病变的主要症状。临床表现主要是咽喉红肿疼痛，吞咽不适，多伴有发热、咳嗽等上呼吸道感染症状及食欲不振等全身症状。

扫码看视频

按摩处方： 点按 天突 ＋按揉 列缺 ＋推按 太溪 ＋按揉 照海 ＋点按 迎香 ＋挟提 印堂

按摩疗法

1 点按天突，理气平喘

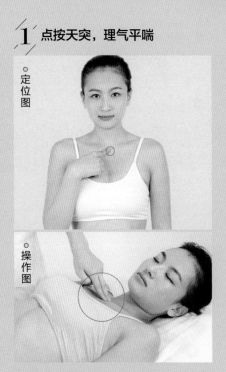

○定位图

○操作图

定位： 位于颈部，前正中线上，胸骨上窝中央。

按摩操作： 将食指、中指并拢，用两指指腹点按天突穴3～5分钟，力度适中，以局部有酸胀感为度。

2 按揉列缺，通经活络

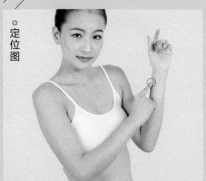

○定位图

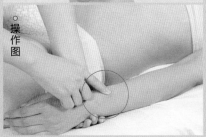

○操作图

定位： 位于前臂桡侧缘，桡骨茎突上方，腕横纹上1.5寸。

按摩操作： 用食指指腹按揉列缺穴1～3分钟，力度适中，以局部有酸胀感为度。

❧ 随证加穴按摩 ❧

❶ 风热壅肺型——肺俞

配穴原理： 肺俞穴具有调补肺气、补虚清热的功效，按揉肺俞穴可缓解风热壅肺型咽喉肿痛。

❷ 胃火痰盛型——丰隆

配穴原理： 丰隆穴具有健脾化痰、和胃降逆的功效，按揉丰隆穴可缓解胃火痰盛型咽喉肿痛。

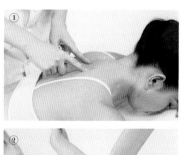
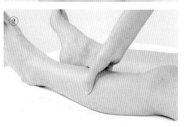

---

3 推按太溪，壮阳强腰

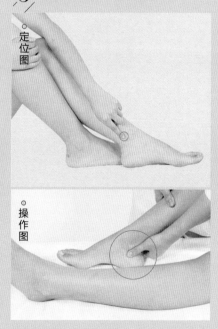

○定位图

○操作图

定位： 位于足内侧，内踝后方，内踝尖与跟腱之间的凹陷处。

按摩操作： 用拇指从上往下推按太溪穴，力度适中，以局部有胀痛感为宜，左右各推按1~3分钟。

4 按揉照海，滋阴清热

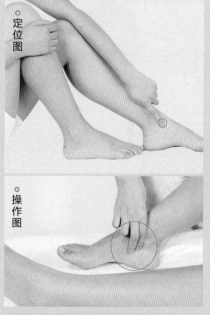

○定位图

○操作图

定位： 位于足内侧，内踝尖下方凹陷处。

按摩操作： 将食指、中指并拢，用两指指腹按揉照海穴，力度适中，左右各按揉2~3分钟。

❧ 膳食调理经验方 ❧

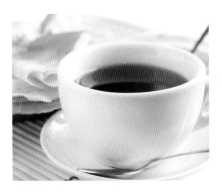

胖大海麦冬茶——清利咽喉

材料： 胖大海1枚，麦冬3个，玄参5片。

制作方法：

①将材料放入杯中，加沸水冲泡。

②加盖闷5分钟，即可饮用。

---

5 点按迎香，通利鼻窍

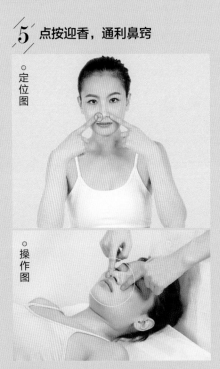

○ 定位图

○ 操作图

定位： 位于鼻翼外缘中点旁，鼻唇沟中。

按摩操作： 用食指指腹点按迎香穴，以重刺激手法操作，以局部有酸胀感为度。

6 挟提印堂，宁心安神

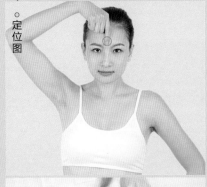

○ 定位图

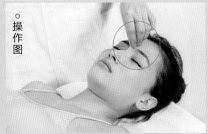

○ 操作图

定位： 位于前额部，两眉头间连线与前正中线的交点处。

按摩操作： 用拇指和食指、中指两指相对，挟提印堂穴，力度适中，以局部有酸胀感为度。

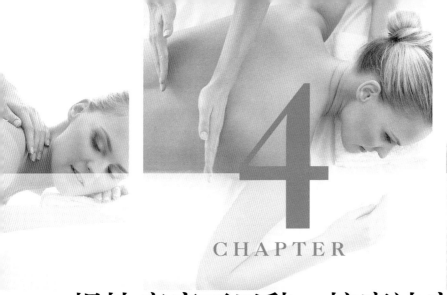

4

CHAPTER

慢性疾病不用愁，按摩祛病痛

　　随着现代物质条件的丰富，很多人都患有不同程度的慢性疾病，继而常会造成眩晕、头痛、失眠等症状，让人防不胜防，如何才能有效防止慢性疾病，成为大多数人急需解决的问题。学习按摩，就能有效遏止慢性疾病的发生，同时祛除病痛一身轻。

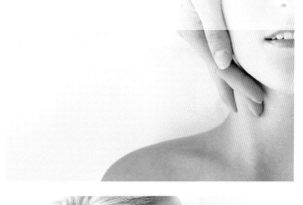

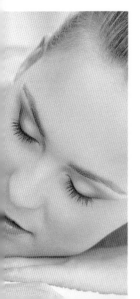

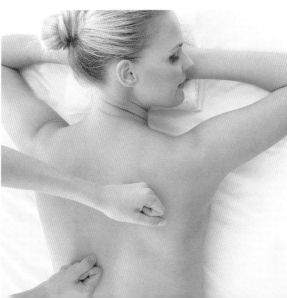

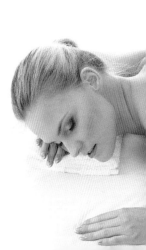

头痛不用怕，太阳、列缺齐上阵

头为清阳之府、诸阳之会，五脏六腑的气血都上会于头部，一旦脏腑、经络发生病变，气血瘀滞，则会直接或间接影响头部而出现头痛。

扫码看视频

按摩处方一： 按揉 太阳 + 按揉 头维 + 按揉 印堂 + 按揉 列缺

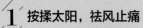

按摩疗法

1 按揉太阳，祛风止痛

○定位图

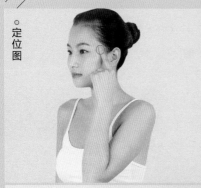

○操作图

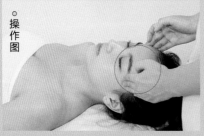

定位： 位于颞部，眉梢与目外眦之间，向后约一横指的凹陷处。

按摩操作： 并拢食指、中指、无名指，将三指指腹放于太阳穴上，用轻柔的力度按揉。

2 按揉头维，明目止痛

○定位图

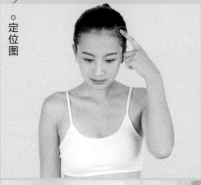

○操作图

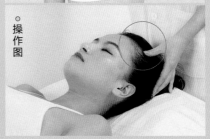

定位： 位于头侧部，额角发际上0.5寸，头正中线旁开4.5寸。

按摩操作： 用两手大拇指指尖分别放于两侧头维穴上，力度由轻渐重，按揉1~2分钟。

❀ 膳食调理经验方 ❀

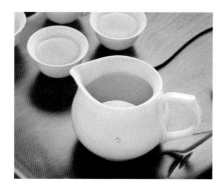

北沙参保健茶——补脑养胃、安心养气

材料：北沙参、丹参、何首乌各15克，白糖少许。

制作方法：

①将药材放入砂锅，加水1000毫升，水沸，续煮15分钟，取汁倒入茶杯。

②加放白糖，搅匀待温饮用。

---

3 按揉印堂，清头明目

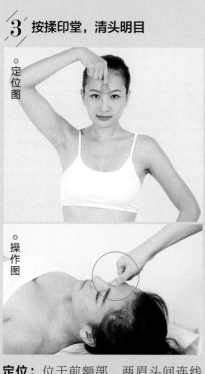

○定位图

○操作图

定位：位于前额部，两眉头间连线与前正中线的交点处。

按摩操作：其余四指半握拳，将大拇指指腹放于印堂穴上按揉50次，以局部有酸胀感为度。

4 按揉列缺，疏卫解表

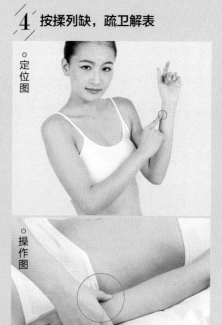

○定位图

○操作图

定位：位于前臂桡侧缘，桡骨茎突上方，腕横纹上1.5寸。

按摩操作：将大拇指指腹放于列缺穴上，双手其余四指附于手臂上，力度适中，按揉3分钟。

✿ 注意事项 ✿

①除了按摩治疗头痛之外，两手十指弯曲，从前至后做梳头的动作也有助于缓解头痛症状。每日重复此操作5~10次，有助于缓解各种头部不适。

②此外，平常还需保持心情舒畅，防止情绪紧张、焦虑、愤怒。注意劳逸结合，避免过度疲劳，保证充足的睡眠时间，避免熬夜。

▶ **按摩处方二：** 点按 上星 + 按揉 百会 + 按揉 外关 + 拿捏 风池

按摩疗法

1 点按上星，疏肝解郁

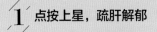

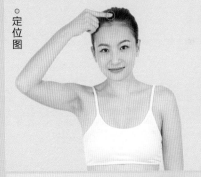
○定位图

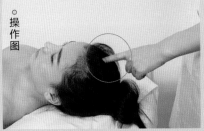
○操作图

定位： 位于头部，前发际正中直上1寸。

按摩操作： 用食指指腹点按上星穴，力度适中，以局部有酸胀感为度。

2 按揉百会，疏经活络

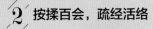

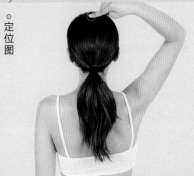
○定位图

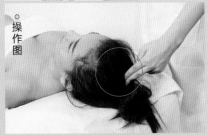
○操作图

定位： 位于头顶正中心，以两边耳尖画直线与鼻子到后颈直线的交叉点（即两耳角直上连线中点）。

按摩操作： 将食指、中指紧并，用两指指腹由轻渐重地按揉百会穴。

随证加穴按摩

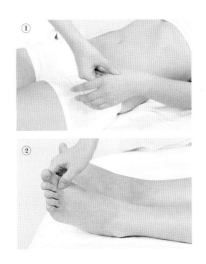

❶ 前额痛——合谷

配穴原理： 合谷穴有镇静止痛、通经活络的功效。按摩合谷穴，可缓解前额痛。

❷ 慢性头痛——行间

配穴原理： 慢性头痛，久治不愈，容易复发。按摩行间穴，有滋肾阴、潜肝阳、标本兼治的功效。

3 按揉外关，理气安神

○ 定位图

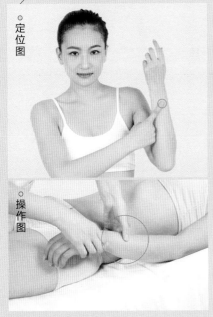

○ 操作图

定位： 位于前臂背侧面，腕背横纹后2寸，尺骨与桡骨之间，阳池与肘尖的连线上。

按摩操作： 用拇指指腹按揉外关穴，以局部有酸麻胀痛感为佳。

4 拿捏风池，理气镇痛

○ 定位图

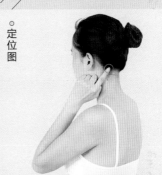

○ 操作图

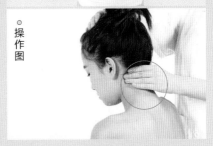

定位： 位于项部，枕骨之下，与风府穴相平，胸锁乳突肌与斜方肌上端之间的凹陷处。

按摩操作： 拇指与其余四指相对成钳形拿捏风池穴，以酸胀感为度。

心律失常，多揉揉通里

心律失常发作时，患者自觉心跳快而强，并伴有胸痛、胸闷、喘息、头晕和失眠等症状。疾病如冠心病、高血压、高血脂、心肌炎等均可引起心律失常，因此要积极治疗原发病。

扫码看视频

▶ **按摩处方：** 按揉 通里 ＋按揉 内关 ＋按揉 中冲 ＋按揉 后溪

按摩疗法

1 按揉通里，通经活络

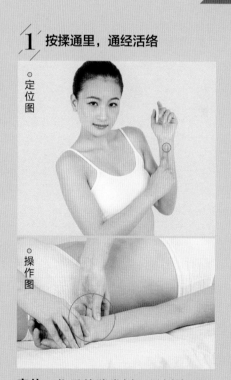

。定位图

。操作图

定位： 位于前臂掌侧，尺侧腕屈肌腱的桡侧缘，腕横纹上1寸。

按摩操作： 将大拇指放于通里穴上，按揉3～5分钟，力度适中，以局部有酸痛感为宜。

2 按揉内关，理气镇痛

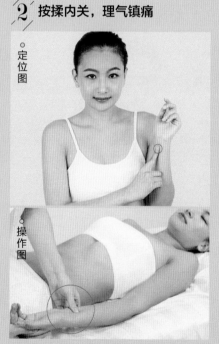

。定位图

。操作图

定位： 位于手掌面关节横纹的中央，往上约三指宽的中央凹陷处。

按摩操作： 将拇指放于内关穴上，其余四指半握附于手臂上，按揉3～5分钟，以局部有酸痛感为宜。

❧ 随证加穴按摩 ❧

❶ 倦怠自汗——气海

配穴原理： 气海穴具有益气助阳、调经固经的功效，按揉气海穴可治疗倦怠自汗。

❷ 胸痛——膻中

配穴原理： 膻中穴具有宽胸理气、生津增液的作用，按膻中穴可缓解胸痛症状。

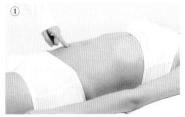

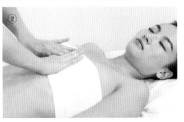

3 按揉中冲，清热开窍

○定位图

○操作图

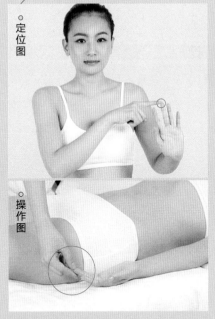

定位： 位于手中指末节尖端中央。

按摩操作： 将大拇指指尖放于中指指纹面的中冲穴，食指顶于中指指甲面，按揉3分钟，力度适中。

4 按揉后溪，清心安神

○定位图

○操作图

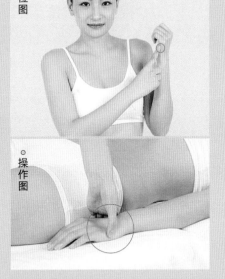

定位： 微握拳，位于第五掌指关节后尺侧的远端掌横纹头赤白肉际。

按摩操作： 将大拇指指腹放于小拇指右下向上的第一关节外侧的后溪穴上，按揉5分钟，力度适中。

高血压不犯愁，搓擦涌泉显奇效

高血压是以动脉血压升高为主要临床表现的慢性全身性血管性疾病，血压高于140/90毫米汞柱即可诊断为高血压。中医认为本病多因精神过度紧张、饮酒过度、嗜食肥甘厚味等所致。

扫码看视频

👉 **按摩处方：** 按揉 百会 ＋点揉 印堂 ＋搓擦 涌泉 ＋掐按 太冲

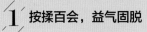

按摩疗法

1 按揉百会，益气固脱

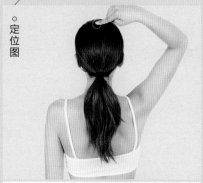

○定位图

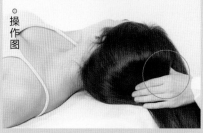

○操作图

定位： 位于头顶正中心，以两边耳尖画直线与鼻子到后颈直线的交叉点（即两耳角直上连线中点）。

按摩操作： 用拇指指腹轻按百会穴，以顺时针方向按揉1分钟。

2 点揉印堂，清头明目

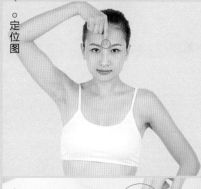

○定位图

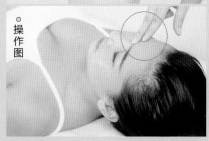

○操作图

定位： 位于前额部，两眉头间连线与前正中线之交点处。

按摩操作： 将食指、中指紧并，用两指指腹点揉印堂穴12次，力度适中，以局部有酸胀感为度。

随证加穴按摩

❶ 头晕头重——太阳

配穴原理： 太阳穴疏通经络、行气活血的功能特别强，堪称人体天生的降压良药。

❷ 头晕目眩——太溪

配穴原理： 太溪穴有清热生气、补肾壮阳的功效，可调治高血压引起的头痛、目眩等。

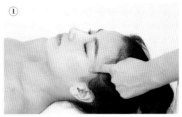

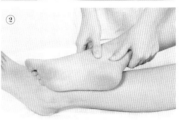

3 搓擦涌泉，散热生气

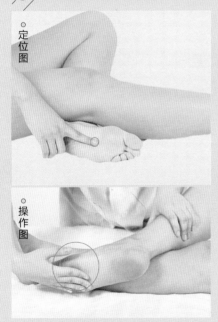

○定位图

○操作图

定位： 位于足底部，在足前部凹陷处，第二、第三趾趾缝纹头端与足跟连线的前1/3处。

按摩操作： 用右手手掌搓擦涌泉穴36次，再屈伸双脚脚趾数次。

4 掐按太冲，舒肝养血

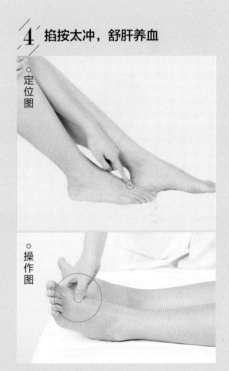

○定位图

○操作图

定位： 位于足背侧，当第一跖骨间隙的后方凹陷处。

按摩操作： 用拇指指尖掐按太冲穴3~5次，力度适中，以局部有酸痛感为宜。

按揉百会穴，远离低血压

　　低血压属于中医学"眩晕"的范畴，部分患者人群无明显症状，病情轻微者可有头晕、头痛、食欲不振、疲劳、脸色苍白等症状，严重者会出现直立性眩晕、四肢冰凉、心律失常等症状。

扫码看视频

▶ **按摩处方：** 按揉 百会 + 按揉 天柱 + 按揉 阳池 + 按揉 太溪

按摩疗法

1 按揉百会，益气固脱

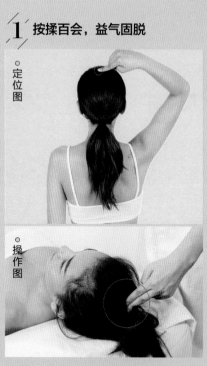

○定位图

○操作图

定位： 位于头顶正中心，以两边耳尖画直线与鼻子到后颈直线的交叉点（即两耳角直上连线中点）。

按摩操作： 将食指、中指指端按揉百会穴50次，以局部有酸胀感为度。

2 按揉天柱，祛风散寒

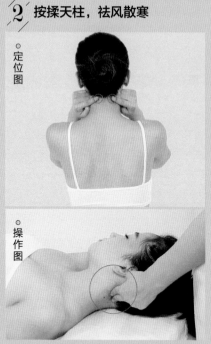

○定位图

○操作图

定位： 位于项部，大筋（斜方肌）外缘之后发际凹陷中，约当后发际正中旁开1.3寸。

按摩操作： 用食指和中指按揉天柱穴50次，以局部皮肤潮红、发热为度。

随证加穴按摩

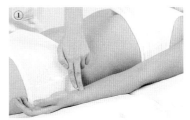

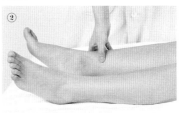

❶ 胸闷——内关

配穴原理： 内关穴具有宁心安神、理气镇痛的功效，按揉内关穴可缓解胸闷。

❷ 贫血乏力——三阴交

配穴原理： 三阴交穴具有通经活络、调和气血的作用，按三阴交穴可缓解贫血乏力。

3 按揉阳池，生发阳气

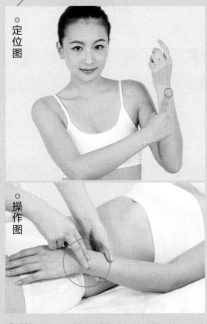

○定位图

○操作图

定位： 位于腕背横纹中，指伸肌腱的尺侧缘凹陷处。

按摩操作： 将食指、中指紧并，按在阳池穴上，以顺时针方向按揉50～100次，以局部感觉酸痛为宜。

4 按揉太溪，清热生气

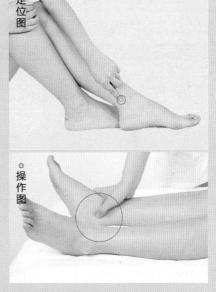

○定位图

○操作图

定位： 位于足内侧，内踝后方，内踝尖与跟腱之间的凹陷处。

按摩操作： 将拇指指腹放在太溪穴上，以顺时针方向按揉30～50次，以局部有酸胀感为度。

贫血别担心，按揉血海来补血

贫血是指人体外周血红蛋白减少，低于正常范围下限的一种临床症状。成年男性血红蛋白小于120克/升，成年女性血红蛋白小于110克/升，孕妇血红蛋白小于100克/升，均可诊断为贫血。

扫码看视频

👉 **按摩处方：** 分推 膻中 ＋推揉 中脘 ＋按揉 血海 ＋按揉 足三里

按摩疗法

1 分推膻中，理气止痛

○定位图

○操作图

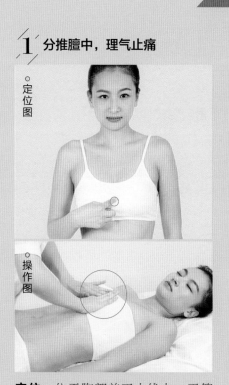

定位： 位于胸部前正中线上，平第四肋间，两乳头连线的中点。

按摩操作： 两手横置按于膻中穴，两掌根按置于胸内侧，稍用力推至腹尽处，来回共推20次。

2 推揉中脘，健脾养胃

○定位图

○操作图

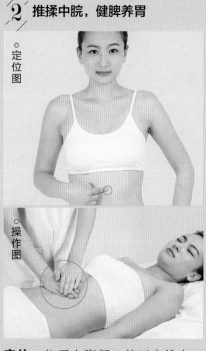

定位： 位于上腹部，前正中线上，脐中上4寸。

按摩操作： 以右手掌按置于中脘穴上，掌根稍用力先将胃脘向左推揉，再将胃脘向右推揉，往返10次。

随证加穴按摩

❶ 头晕——百会

配穴原理： 百会穴具有开窍醒脑、回阳固脱的功效，按揉百会穴可缓解头晕。

❷ 心悸——内关

配穴原理： 内关穴具有宁心安神、理气止痛的作用，按揉内关穴可缓解心悸。

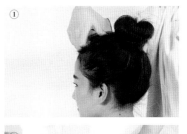

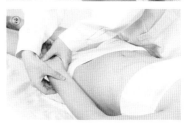

3 按揉血海，补血养肝

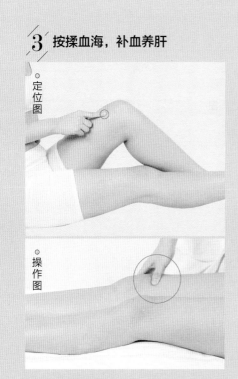

定位图

操作图

定位： 将腿绷直，在膝盖侧会出现一个凹陷的地方，在凹陷的上方有一块隆起的肌肉的顶端。

按摩操作： 将拇指按于血海穴上，以顺时针方向旋转按揉1分钟。

4 按揉足三里，通络导滞

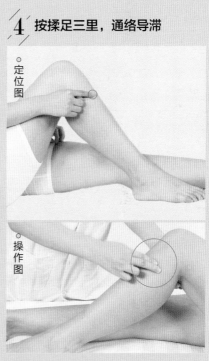

定位图

操作图

定位： 位于小腿前外侧，犊鼻穴下3寸，距胫骨前缘一横指。

按摩操作： 将食指、中指紧并，以顺时针方向按揉足三里穴50次，力度适中，以局部有酸胀感为度。

中风后遗症，口眼歪斜找合谷

中风是以突然口角歪斜、言语含糊不清、半身不遂、不省人事为特征的疾病。中医认为本病多因平素气血虚衰，在心、肝、肾三经阴阳失调的情况下，情志郁结、起居失宜所致。

扫码看视频

➤ **按摩处方：** 压揉 百会 ＋掐揉 合谷 ＋按揉 委中 ＋按揉 印堂

按摩疗法

1 压揉百会，益气固脱

○ 定位图

○ 操作图

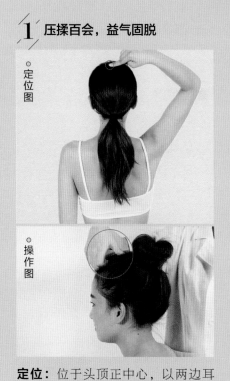

定位： 位于头顶正中心，以两边耳尖画直线与鼻子到后颈直线的交叉点（即两耳角直上连线中点）。
按摩操作： 其余四指半握拳，将大拇指放于百会穴上压揉1~2分钟。

2 掐揉合谷，通经活络

○ 定位图

○ 操作图

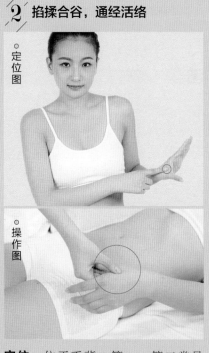

定位： 位于手背，第一、第二掌骨之间，第二掌骨桡侧的中点处。
按摩操作： 将大拇指放于合谷穴上，食指顶于掌面，稍用力掐揉20~30次，以局部有酸胀感为宜。

🎋 随证加穴按摩 🎋

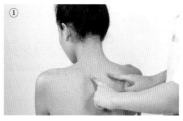

❶ 胸背痛——风门

配穴原理： 风门穴具有解表通络、止咳平喘的功效，按揉风门穴可缓解胸背痛。

❷ 咽痛——胆俞

配穴原理： 胆俞穴具有疏肝利胆、清热止痛的功效，按揉胆俞穴可缓解咽痛。

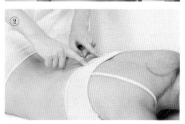

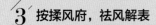

3 按揉风府，祛风解表

○定位图

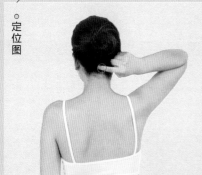

○操作图

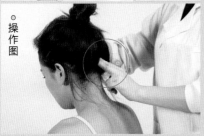

定位： 位于项部，后发际正中直上1寸，枕外隆凸直下，两侧斜方肌之间凹陷中。

按摩操作： 将食指、中指并拢，按于风府穴上，环形按揉，力度适中。

4 按揉曲池，清热和营

○定位图

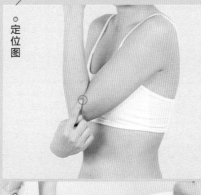

○操作图

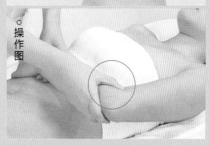

定位： 位于肘横纹外侧端，屈肘时，尺泽穴与肱骨外上髁连线中点。

按摩操作： 将拇指放于曲池穴上按揉，力度适中，以局部有酸痛感为宜。

防治肩周炎，按按肩部穴位是重点

肩周炎，是肩部关节囊和关节周围软组织的一种退行性、炎症性慢性疾患。肩周炎多因神经受到压迫而引发，日常生活姿势不正确或遭受外力，导致第四颈椎至第一胸椎的关节错位。

扫码看视频

▶ **按摩处方一：** 按揉 手五里 + 按揉 肩髃 + 捏揉 肩井 + 按揉 天宗

按摩疗法

1 按揉手五里，疏经通络

○定位图

○操作图

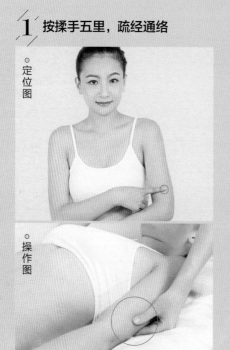

定位： 位于手臂外侧，在曲池穴与肩髃穴连线上，曲池穴上3寸。

按摩操作： 将拇指放于手五里穴上按揉，其余四指附于手臂上，力度适中，以局部有酸胀感为宜。

2 按揉肩髃，祛风通络

○定位图

○操作图

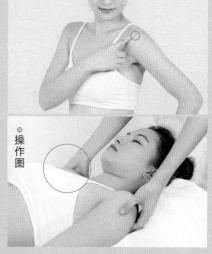

定位： 位于手臂外侧三角肌上，臂外展时，肩峰前下方凹陷处。

按摩操作： 将拇指放于肩髃穴上按揉，其余四指附于手臂上，力度适中，以局部有酸胀感为宜。

❀ 膳食调理经验方 ❀

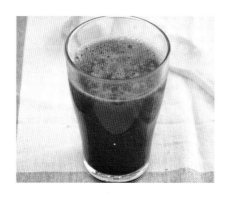

樱桃苹果汁——调中益气、祛风除湿

材料： 薏米25克，樱桃300克，苹果1个。

制作方法：

①薏米洗净，泡发，备用。将樱桃、苹果洗净，切小块，与薏米一起放入榨汁机榨汁。

②以滤网去残渣即可。

---

3 捏揉肩井，发汗解表

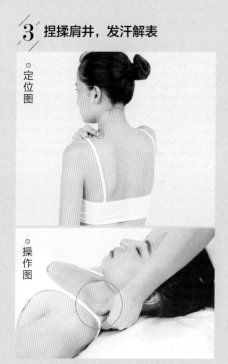

○定位图

○操作图

定位： 位于肩上，前直乳中，大椎穴与肩峰端连线的中点上。

按摩操作： 将大拇指与食指、中指相对，放于肩井穴上捏揉3分钟，力度适中，以局部有酸胀感为度。

4 按揉天宗，生发阳气

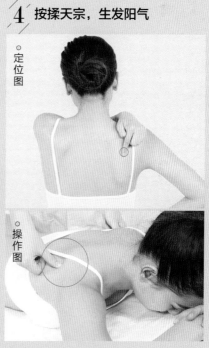

○定位图

○操作图

定位： 位于肩胛部，冈下窝中央凹陷处，与第四胸椎相平。

按摩操作： 将大拇指放于天宗穴上，其余四指握拳，用力按揉3分钟，以局部有酸胀感为度。

🎐 注意事项 🎐

①肩周炎患者平时要注意肩部保暖，即使是夏天，也应尽量穿带袖、能护肩的汗衫类上衣。避免将电风扇或空调风对着肩部直吹，睡觉时注意肩部不可露于被外。

②患者在治疗期间，应尽力减少肩部运动，避免提抬重物，疼痛剧烈时，可服用适量的止痛药。

👉 **按摩处方二：** 按揉 缺盆 + 按揉 云门 + 按揉 脾俞 + 按揉 气海

按摩疗法

1 按揉缺盆，放松颈肩

○ 定位图

○ 操作图

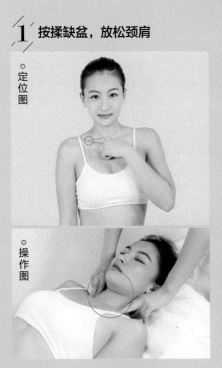

定位： 位于锁骨上窝中央，距前正中线4寸。

按摩操作： 将食指、中指紧并，两指指腹放于缺盆穴上按揉，力度适中，以局部有酸胀感为度。

2 按揉云门，疏经通络

○ 定位图

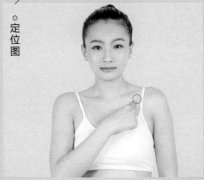

○ 操作图

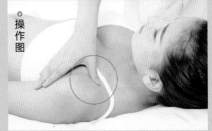

定位： 胸前正中线旁开6寸，锁骨下缘处。

按摩操作： 用拇指指腹按揉云门穴，力度适中，以局部有酸胀感为度。

❦ 随证加穴按摩 ❦

❶ 肩痛——曲池

配穴原理： 曲池穴可以作为配穴治疗肩周炎，可祛风湿、通经络，有效缓解肩周炎症状。

❷ 肩内收疼痛——昆仑

配穴原理： 昆仑穴具有安神清热、舒筋活络的功效，按揉昆仑穴可缓解肩内收疼痛。

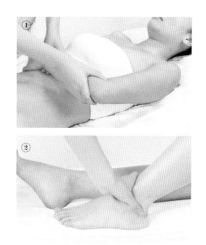

---

3 按揉脾俞，调理肠胃

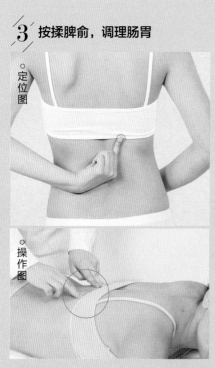

○ 定位图

○ 操作图

定位： 位于背部，第十一胸椎棘突下，旁开1.5寸。

按摩操作： 将食指、中指并拢，用两指指腹按揉脾俞穴，力度由轻到重，以局部有酸麻胀痛感为佳。

4 按揉气海，镇静止痛

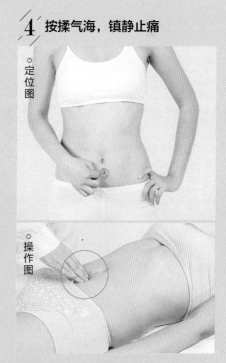

○ 定位图

○ 操作图

定位： 位于下腹部，前正中线上，脐中下1.5寸。

按摩操作： 将食指、中指、无名指并拢，用三指指腹环形按揉气海穴，力度轻柔。

坐骨神经痛，疏通膀胱经止痛

坐骨神经痛指坐骨神经病变，沿坐骨神经即腰部、臀部、大腿后外侧、小腿后外侧和足外侧发生的疼痛症状群，多呈烧灼样或刀刺样疼痛，夜间痛感加重。

扫码看视频

➧ **按摩处方一：** 按压 命门 ＋按揉 志室 ＋按压 承扶 ＋按压 委中

按摩疗法

1 按压命门，温肾壮阳

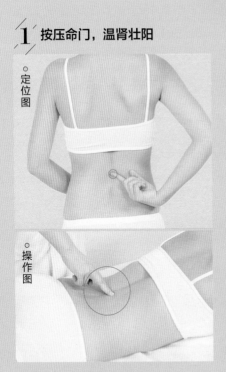

○定位图

○操作图

定位： 位于腰部，后正中线上，第二腰椎棘突下凹陷中。

按摩操作： 将食指、中指并拢，用两指指腹按压腰部的命门穴，力度适中，以局部有酸胀感为宜。

2 按揉志室，补肾强腰

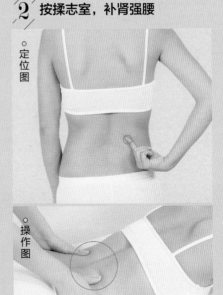

○定位图

○操作图

定位： 位于腰部，第二腰椎棘突下，旁开3寸。

按摩操作： 用双手拇指指腹按揉志室穴3～5分钟，力度适中，以局部有酸胀感为度。

❧膳食调理经验方❧

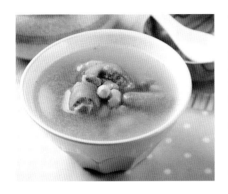

西洋参红枣猪尾汤——温经散寒

材料： 西洋参25克，红枣10克，花生仁50克，猪尾600克，盐2小匙。

制作方法：

①猪尾剁段洗净，氽烫捞起，再冲净1次；西洋参、红枣、花生仁洗净。

②将上述材料放入锅内，加适量清水，以大火煮开，加盐调味。

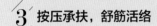

3 按压承扶，舒筋活络

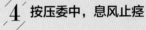

4 按压委中，息风止痉

○定位图

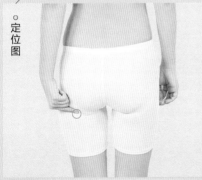

○定位图

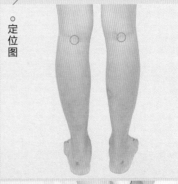

○操作图

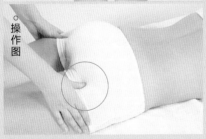

○操作图

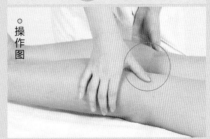

定位： 位于大腿后面，臀下横纹的中点。

按摩操作： 用拇指指腹按压承扶穴3~5分钟，力度适中，以局部有酸胀感为宜。

定位： 位于腘横纹中点，股二头肌腱与牛腱肌肌腱的中间。

按摩操作： 用拇指指腹按压委中穴5分钟，力度适中，以局部有酸胀感为度。

❧ 注意事项 ❧

①腰椎间盘突出引起的坐骨神经痛，往往由不适当的腰部活动和损伤引起，因此应避免腰部突然受力、扭伤和闪挫，避免跌仆损伤。同时，患者需注意腰和下肢避免受寒受湿，改善潮湿的居住环境，可降低本病的发病率。

②另外，患者还需避免剧烈运动，避免久坐不动，拥有良好的作息习惯。

➡ **按摩处方二：** 按揉 肾俞 + 按压 命门 + 按揉 大肠俞 + 按揉 太溪

按摩疗法

1 按揉肾俞，疏经通络

○定位图

○操作图

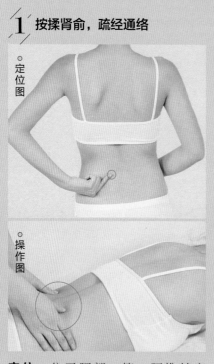

定位： 位于腰部，第二腰椎棘突下，旁开1.5寸。

按摩操作： 用双手拇指指腹按揉肾俞穴，适当用力，以局部有酸胀感为度。

2 按压命门，健腰益肾

○定位图

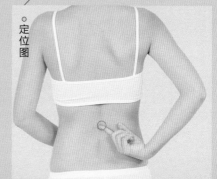

○操作图

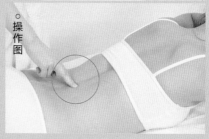

定位： 位于腰部，后正中线上，第二腰椎棘突下凹陷中。

按摩操作： 将食指、中指并拢，用两指指腹按压命门穴，力度适中，以局部有酸胀感为度。

❧ 随证加穴按摩 ❧

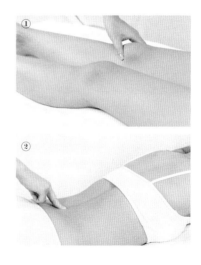

❶ 下肢瘫软——内膝眼

配穴原理： 内膝眼穴具有活血通络、梳利关节的功效，按揉内膝眼穴可缓解下肢瘫软。

❷ 遗尿——腰阳关

配穴原理： 腰阳关穴具有补肾强腰、强健骨骼的功效，按揉腰阳关穴可缓解遗尿。

3 按揉大肠俞，调和肠胃

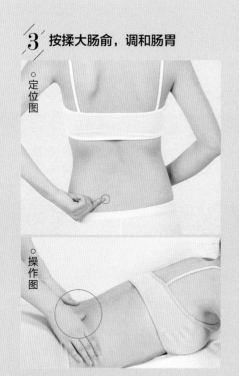

定位图

操作图

定位： 位于腰部，第四腰椎棘突下，后正中线上，旁开1.5寸。

按摩操作： 用拇指指腹按揉大肠俞穴，力度适中，以局部皮肤潮红、发热为度。

4 按揉太溪，散热化气

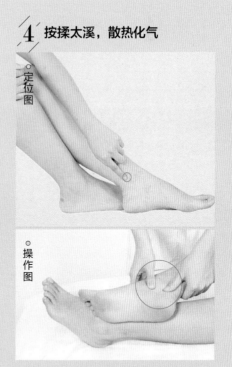

定位图

操作图

定位： 位于足内侧，内踝后方，内踝尖与跟腱之间的凹陷处。

按摩操作： 将拇指按在太溪穴上，以顺时针方向按揉，力度适中，以局部有酸胀感为度。

小腿抽筋，委中、承山来止痉

抽筋，学名为肌肉痉挛，是指肌肉突然、不自主地强直收缩的现象，会造成肌肉僵硬、疼痛难忍。预防小腿抽筋要注意保暖，调整好睡眠姿势，经常锻炼，适当补钙等。

扫码看视频

▶ **按摩处方：** 按揉 阳陵泉 ＋按揉 委中 ＋压揉 承山 ＋搓摩 足三里

按摩疗法

1 按揉阳陵泉，舒筋活络

○定位图

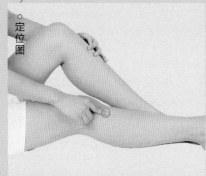

○操作图

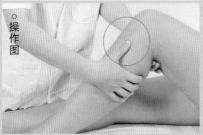

定位： 位于小腿外侧，腓骨头前下方凹陷处。

按摩操作： 将拇指放于阳陵泉穴上，力度由轻渐重按揉3～5分钟，以局部有酸胀感为宜。

2 按揉委中，息风止痉

○定位图

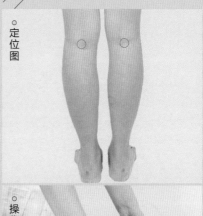

○操作图

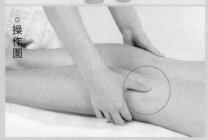

定位： 位于腘横纹中点，股二头肌腱与半腱肌肌腱的中间。

按摩操作： 将双手大拇指放于两侧委中穴上，其余四指附于膝关节外侧，力度由轻渐重按揉60～100次。

❀ 随证加穴按摩 ❀

❶ 疲劳——关元

配穴原理： 关元穴具有培补元气、调理下焦的功效，按揉关元穴可缓解疲劳。

❷ 小腿寒冷——命门

配穴原理： 命门穴具有培元固本、强健腰膝的功效，按揉命门穴可缓解小腿寒冷。

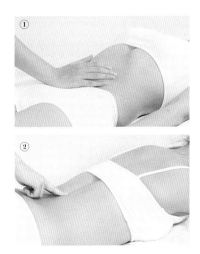

3 压揉承山，调整经络

○定位图

○操作图

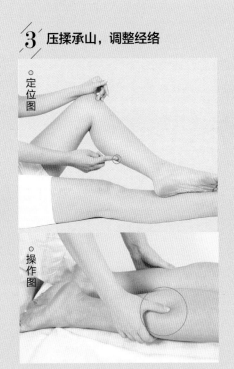

定位： 位于小腿后面正中，委中穴与昆仑穴之间，伸直小腿或足跟上提时，腓肠肌肌腹下出现尖角凹陷处。

按摩操作： 将双手大拇指放于两侧承山穴上，用力压揉3分钟。

4 搓摩足三里，通络导滞

○定位图

○操作图

定位： 位于小腿前外侧，犊鼻下3寸，距胫骨前缘一横指。

按摩操作： 搓热双手，迅速覆盖在足三里穴上，以顺时针方向搓摩50次，以局部皮肤发热为度。

腰椎间盘突出，多管齐下减轻腰痛

腰椎间盘突出症，是由于腰椎间盘退行性改变后弹性下降，纤维环破裂，髓核突出，压迫神经根、脊髓而引发的病症。中医认为本病主要因肝肾亏损、外感风寒湿邪等所致。

扫码看视频

按摩处方： 揉搓 肾俞 ＋按揉 腰阳关 ＋按揉 环跳 ＋按揉 委中 ＋点按 命门 ＋搓擦 涌泉

按摩疗法

1 揉搓肾俞，益肾助阳

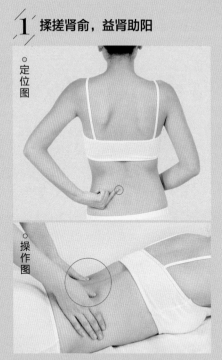

○定位图

○操作图

定位： 位于腰部，第二腰椎棘突下，旁开1.5寸。

按摩操作： 用双手拇指指腹揉搓背部的肾俞穴，力度适中，以局部感到酸胀为宜。

2 按揉腰阳关，补肾强腰

○定位图

○操作图

定位： 位于腰部，后正中线上，第四腰椎棘突下凹陷中。

按摩操作： 将中指指腹放于腰阳关穴上，用力按揉2～3分钟，以局部皮肤潮红、发热为度。

❀ 随证加穴按摩 ❀

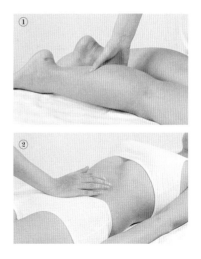

❶ 小腿麻木——承山

配穴原理： 承山穴具有理气止痛、舒筋活络的功效，按揉承山穴可缓解小腿麻木。

❷ 疲倦乏力——关元

配穴原理： 关元穴具有培补元气、导赤通淋的功效，按揉关元穴可缓解疲倦乏力。

---

3 按揉环跳，健脾益气

○定位图

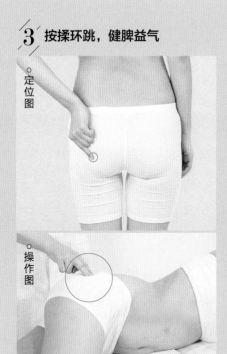

○操作图

定位： 位于股骨大转子最凸点与骶管裂孔连线的外1/3与中1/3交点处。

按摩操作： 侧卧，右手食指、中指紧并放于环跳穴上，用力按揉，以局部有酸胀感为宜。

4 按揉委中，息风止痉

○定位图

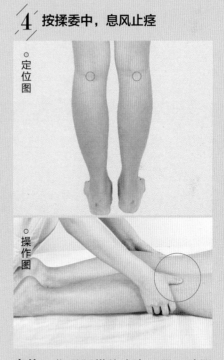

○操作图

定位： 位于腘横纹中点，股二头肌腱与半腱肌肌腱的中间。

按摩操作： 将拇指指腹按于双侧委中穴上，力度由轻渐重按揉30～40次，以局部有酸胀感为度。

❧ 膳食调理经验方 ❧

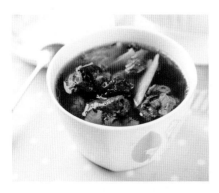

气血双调乌鸡汤——补肾健脾、和肾理气

材料： 当归、熟地黄、党参、炒白芍、白术、茯苓、黄芪、川芎、甘草、肉桂、枸杞子、红枣各10克，乌鸡腿1只。

制作方法：

①乌鸡腿剁块，入沸水余烫；药材清水冲洗。

②将乌鸡腿和药材放入锅内，加适量清水煮开，再慢炖30分钟即成。

---

5 点按命门，温肾壮阳

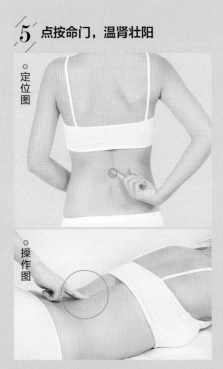

○定位图

○操作图

定位： 位于腰部，后正中线上，第二腰椎棘突下凹陷中。

按摩操作： 将右手食指、中指紧并，用手指指腹点按腰部命门穴3~5分钟，以局部有酸胀感为度。

6 搓擦涌泉，散热生气

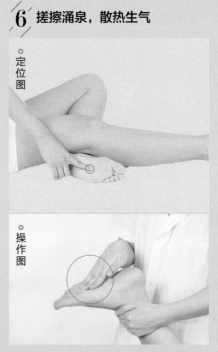

○定位图

○操作图

定位： 位于足底部，在足前部凹陷处，第二、第三趾趾缝纹头端与足跟连线的前1/3处。

按摩操作： 用右手手掌搓擦涌泉穴50次，以局部皮肤发热为度。

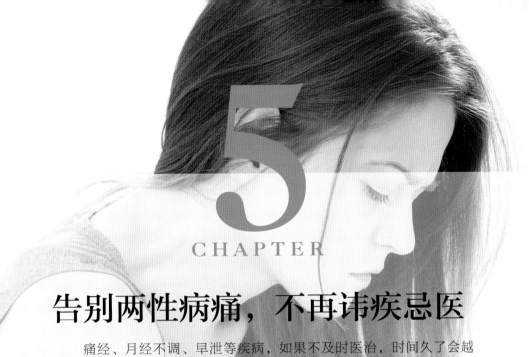

5
CHAPTER

告别两性病痛，不再讳疾忌医

    痛经、月经不调、早泄等疾病，如果不及时医治，时间久了会越来越严重，不仅对身体健康造成威胁，而且还会引发出更多严重的疾病。本章将教大家通过中医按摩疗法巧治各种常见两性病痛。

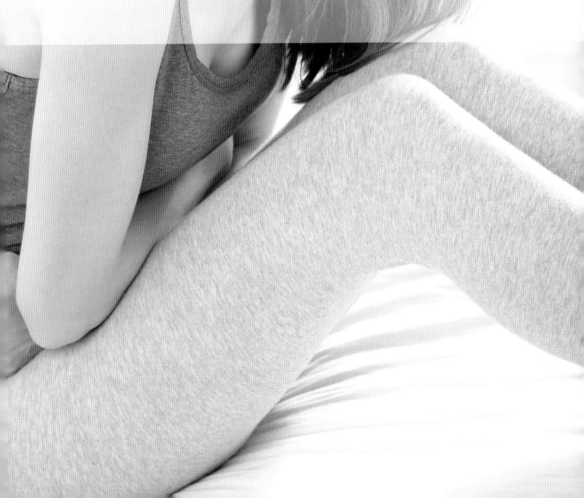

命门加气海，告别月经不调

　　月经不调，是妇女的一种常见病，表现为月经在周期、量、色、质上的异常，包括月经周期紊乱、出血时间延长或缩短、出血量增多或减少，甚至月经闭止。

扫码看视频

👉 **按摩处方一：** 按揉 命门 ＋按揉 气海 ＋点按 阴包 ＋点按 血海

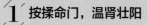

按摩疗法

⟋1 按揉命门，温肾壮阳

○定位图

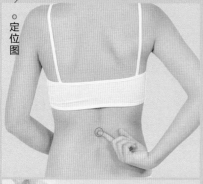

○操作图

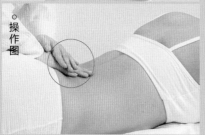

定位： 位于腰部，后正中线上，第二腰椎棘突下凹陷中。

按摩操作： 以双掌相叠按揉命门穴5分钟，力度由轻渐重，以局部有酸胀感为度。

⟋2 按揉气海，益气助阳

○定位图

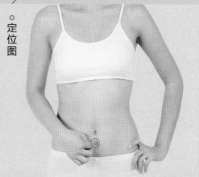

○操作图

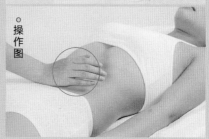

定位： 位于下腹部，前正中线上，脐中下1.5寸。

按摩操作： 以气海穴为圆心，单掌以顺时针方向环形按揉腹部10分钟，以局部皮肤潮红、发热为度。

❧ 膳食调理经验方 ❧

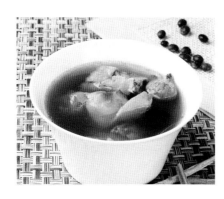

益母土鸡汤——活血祛瘀、缓中止痛

材料： 益母草、白芍各10克，红枣8枚，鸡腿1只，盐5克。

制作方法：

①益母草、白芍、红枣洗净，备用；鸡腿剁块，放入沸水中汆烫后捞出，洗净。

②将材料放入锅中，加适量清水炖熟，加盐调味即成。

3 点按阴包，调经止痛

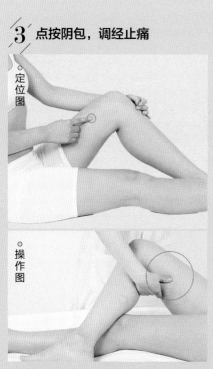

定位图

操作图

定位： 位于大腿内侧，股骨上髁上4寸，股内肌与缝匠肌之间。

按摩操作： 用拇指指腹点按阴包穴1～3分钟，力度适中，以局部有酸胀感为度。

4 点按血海，引血归经

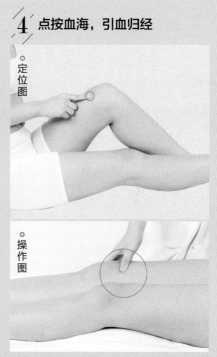

定位图

操作图

定位： 将腿绷直，在膝盖侧会出现一个凹陷的地方，在凹陷的上方有一块隆起的肌肉的顶端。

按摩操作： 拇指与食指、中指相对呈钳形，用力点按血海穴5分钟。

注意事项

治疗期间不宜喝冷饮，冷饮会刺激胃肠黏膜，使胃肠血管突然发生痉挛、消化液分泌减少，直接影响胃肠的消化吸收功能，甚至引起腹痛、腹泻等消化功能紊乱。同时，妇女在月经期间盆腔和阴部有明显充血，突然的寒冷刺激会反射性地引起子宫、盆腔内血管的痉挛收缩，从而发生痛经、停经等妇科疾患。

按摩处方二： 按揉 八髎 + 按揉 气海 + 按揉 阴陵泉 + 推揉 脾俞

按摩疗法

1 按揉八髎，调经活血

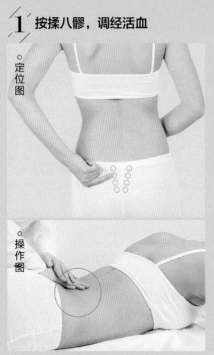

定位图

操作图

定位： 位于骶椎，又称上髎、次髎、中髎和下髎，左右共八个穴位，分别在第一、二、三、四骶后孔中，合称"八穴"。

按摩操作： 双掌相叠按揉八髎穴。

2 按揉气海，培补元气

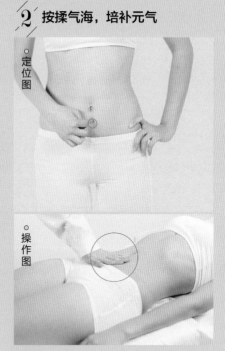

定位图

操作图

定位： 位于下腹部，前正中线上，脐中下1.5寸。

按摩操作： 以气海穴为圆心，单掌以顺时针方向环形按揉腹部，力度适中，以局部皮肤潮红、发热为度。

❧ 随证加穴按摩 ❧

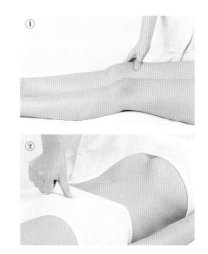

❶ 血虚、血瘀——血海

配穴原理：月经不调的主要原因是气血不调，血海穴有调经统血、健脾化湿的功效。

❷ 阳虚，小腹冷痛——子宫

配穴原理：子宫穴是治疗妇科疾病的首选穴，有健脾益胃、调肝补肾、调理经带的作用。

---

3 按揉阴陵泉，益肾调经

○定位图

○操作图

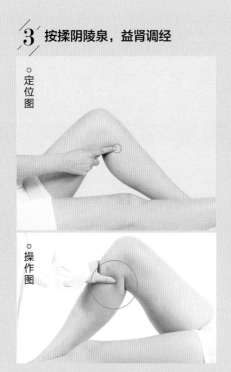

定位：位于小腿内侧，胫骨内侧髁后下方凹陷处。

按摩操作：用拇指指腹按揉阴陵泉穴，力度适中，以局部皮肤潮红、发热为度。

4 推揉脾俞，健脾和胃

○定位图

○操作图

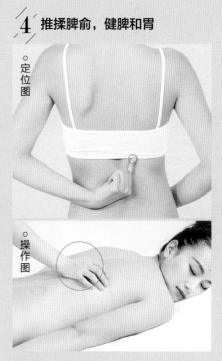

定位：位于背部，第十一胸椎棘突下，旁开1.5寸。

按摩操作：用手掌根部用力推揉脾俞穴，反复操作，以局部有酸胀感为度。

肾俞补肾通经，和痛经说再见

痛经，又称"月经痛"，是指妇女在月经前后或经期出现下腹部或腰骶部疼痛，严重时伴有恶心呕吐。中医认为，本病多因情志郁结或受寒使经血滞于胞宫，或体质虚弱、胞脉失养引起。

扫码看视频

按摩处方一： 按揉 气海 ＋按压 肾俞 ＋按揉 关元 ＋按压 八髎

按摩疗法

1 按揉气海，益气助阳

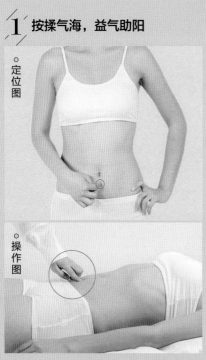

○定位图

○操作图

定位： 位于下腹部，前正中线上，脐中下1.5寸。
按摩操作： 食指指腹紧贴在气海穴上，以顺时针方向按揉2分钟，以局部有酸胀感为度。

2 按压肾俞，益肾助阳

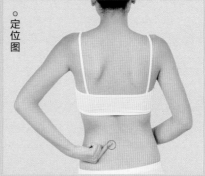

○定位图

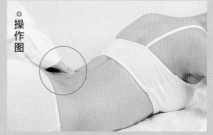

○操作图

定位： 位于腰部，第二腰椎棘突下，旁开1.5寸。
按摩操作： 用手掌在肾俞穴上用力向下按压2分钟，使局部有一定压迫感后，再慢慢放松，反复操作。

❧ 膳食调理经验方 ❧

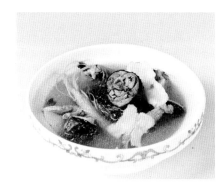

活血乌鸡汤——活血养血、调经止痛

材料： 熟地黄、党参各15克，当归、牡丹皮、丹参、桂枝、枸杞子各10克，白术、茯苓、甘草各5克，红枣6枚，乌鸡500克，盐适量。

制作方法：

①将乌鸡剁块、洗净，余烫捞起洗净。

②将以上材料放入炖锅内，加适量清水煮2小时，加盐调味。

---

3 按揉关元，泄浊通淋

○定位图

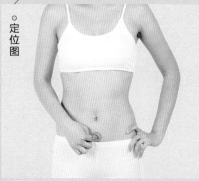

○操作图

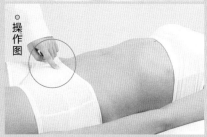

定位： 位于下腹部，前正中线上，脐中下3寸。

按摩操作： 食指指腹紧贴在关元穴上，以顺时针方向按揉2分钟，以局部有酸胀感为度。

4 按压八髎，温补下元

○定位图

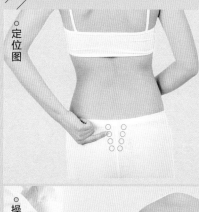

○操作图

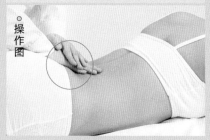

定位： 位于骶椎，又称上髎、次髎、中髎和下髎，左右共八个穴位，分别在第一、二、三、四骶后孔中，合称"八穴"。

按摩操作： 双掌相叠按压八髎穴。

❧ 注意事项 ❧

①治疗期间不宜吃辛辣、生冷、寒性、高糖和高盐的食物，否则会加重痛经症状。

②注意卫生，尤其是私处的卫生，建议经期的早间和晚间都清洗私处，及时更换卫生巾，禁止经期性生活等，可以降低感染妇科炎症的可能，从而缓解痛经的症状。

▶ **按摩处方二：** 推揉 脾俞 + 拿捏 阴包 + 点按 足三里 + 按压 血海

按摩疗法

1 推揉脾俞，健脾和胃

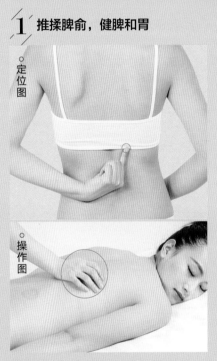

○定位图

○操作图

定位： 位于背部，第十一胸椎棘突下，旁开1.5寸。

按摩操作： 手掌根部用力反复推揉脾俞穴，以局部有酸胀感为度。

2 拿捏阴包，调经止痛

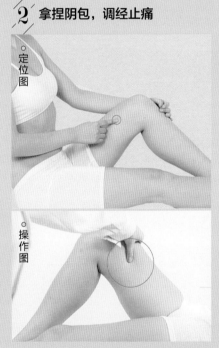

○定位图

○操作图

定位： 位于大腿内侧，股骨内上髁上4寸，股内肌与缝匠肌之间。

按摩操作： 将拇指与食指、中指相对，呈钳形拿捏阴包穴，力度适中，以局部有酸胀感为度。

⁂ 随证加穴按摩 ⁂

❶ 心悸——内关

配穴原理： 内关穴具有通调督脉、和胃助运的功效，按揉内关穴可缓解心悸。

❷ 少腹痛——天枢

配穴原理： 天枢穴是临床治疗痛经的有效经验穴。艾灸此穴，可以散寒止痛、调理痛经。

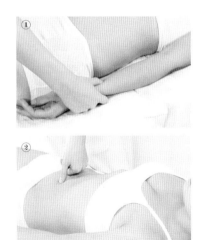

---

3 点按足三里，祛湿止痒

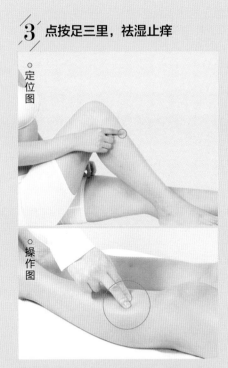

定位： 位于小腿前外侧，犊鼻穴下3寸，距胫骨前缘一横指。
按摩操作： 将食指、中指并拢，用两指指尖点按在足三里穴上，力度适中，以局部有酸胀感为度。

4 按压血海，清热凉血

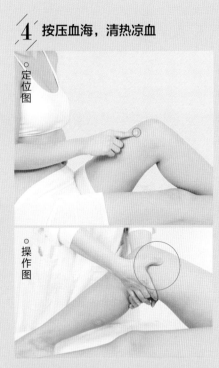

定位： 将腿绷直，在膝盖侧会出现一个凹陷的地方，在凹陷的上方有一块隆起的肌肉的顶端。
按摩操作： 用拇指指腹按压血海穴，力度适中。

带下病难启齿，阴陵泉来相助

带下病指阴道分泌或多或少的白色分泌物，有臭味及异味，色泽异常，常与生殖系统局部炎症或身体虚弱等因素有关。中医学认为本病多因湿热下注或气血亏虚，使带脉失约、冲任失调所致。

扫码看视频

按摩处方一： 压揉 **肾俞** + 按揉 **中极** + 按揉 **天枢** + 按揉 **阴陵泉**

按摩疗法

1 压揉肾俞，益肾助阳

○定位图

○操作图

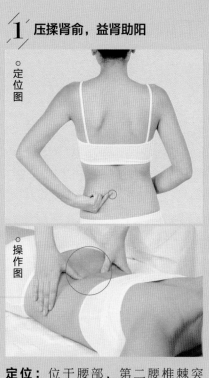

定位： 位于腰部，第二腰椎棘突下，旁开1.5寸。

按摩操作： 用双手拇指指腹同时压揉两侧肾俞穴1~2分钟，力度适中，以局部有酸胀感为度。

2 按揉中极，益肾兴阳

○定位图

○操作图

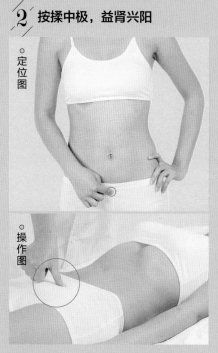

定位： 位于下腹部，前正中线上，脐中下4寸。

按摩操作： 用拇指指腹按揉中极穴2分钟，力度适中，以局部有酸胀感为度。

❧ 膳食调理经验方 ❧

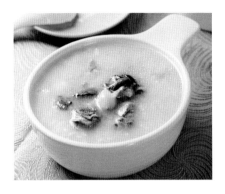

白果莲子炖乌鸡粥——利湿、消炎止带

材料： 萹蓄、土茯苓、白果各15克，莲子、粳米各50克，乌鸡肉200克。

制作方法：

① 将莲子、粳米、萹蓄、土茯苓、白果洗净；乌鸡肉洗净，切小块。

② 将材料一起放入炖盅内，加适量清水，文火炖熟即可。

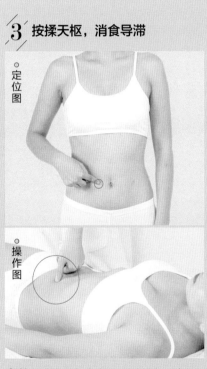

❳3 按揉天枢，消食导滞

定位图

操作图

定位： 位于腹中部，距脐中2寸。

按摩操作： 用拇指指腹按揉天枢穴，力度适中，以局部皮肤潮红、发热为度。

❳4 按揉阴陵泉，健脾理气

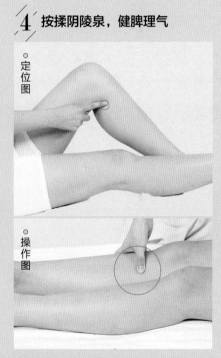

定位图

操作图

定位： 位于小腿内侧，胫骨内侧髁后下方凹陷处。

按摩操作： 用拇指指腹按揉阴陵泉穴1分钟，力度适中，以局部有酸胀感为度。

↟ 注意事项 ↟

①注意饮食调养，以清淡为主，多吃新鲜的水果和蔬菜，多吃容易消化的食物，要少吃辛辣刺激的食物，少吃油炸食品。同时还要多参加体育锻炼，积极参加户外活动，这样才能增强体质。

②此外，需注意保持日常的卫生，特别是保持私处的卫生，防止二次感染。

➤ **按摩处方二：** 搓擦 八髎 + 按揉 中极 + 按压 白环俞 + 拿捏 肩井

按摩疗法

1 搓擦八髎，清利下焦

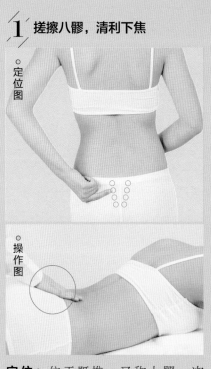

○ 定位图

○ 操作图

定位： 位于骶椎，又称上髎、次髎、中髎和下髎，左右共八个穴位，分别在第一、二、三、四骶后孔中，合称"八穴"。

按摩操作： 用手掌来回搓擦八髎穴。

2 按揉中极，清热祛湿

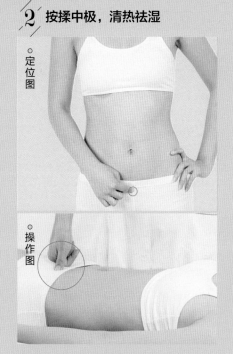

○ 定位图

○ 操作图

定位： 位于下腹部，前正中线上，脐中下4寸。

按摩操作： 用拇指指腹沿顺时针方向按揉中极穴，力度适中，以局部皮肤潮红、发热为度。

随证加穴按摩

❶ 带下量多，色黄或赤白相兼——三阴交

配穴原理： 三阴交穴是妇科病的首选穴，有健脾益胃、调肝补肾、调理经带的作用。

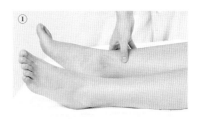

❷ 色白或淡黄，质稀薄——阴陵泉

配穴原理： 阴陵泉穴有清湿热、健脾理气、益肾调经的功效，主治月经不调、带下病等妇科杂症。

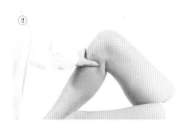

---

3 按压白环俞，利湿止带

○定位图

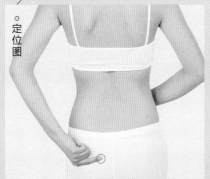

○操作图

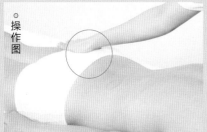

定位： 位于骶部，骶正中嵴旁1.5寸，平第四骶后孔。

按摩操作： 用手掌自上而下按压白环俞穴，力度适中，以局部皮肤潮红、发热为度。

4 拿捏肩井，平肝泄热

○定位图

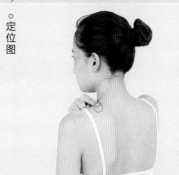

○操作图

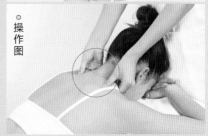

定位： 位于肩上，前直乳中，大椎穴与肩峰端连线的中点上。

按摩操作： 将拇指与食指、中指相对呈钳状，放于肩井穴上拿捏，以局部有酸胀感为度。

产后缺乳不担忧，多揉乳根能通乳

产后缺乳是指产后乳汁分泌量少，不能满足婴儿需求的一种症状。中医认为本病多因长期身体虚弱或产期失血过多，以致气血亏虚，乳汁化源不足，或情志失调、气机不畅、乳汁壅滞不行所致。

扫码看视频

按摩处方一： 按揉 乳根 ＋按揉 膻中 ＋按揉 中脘 ＋夹捻 少泽

按摩疗法

1 按揉乳根，改善局部血液循环

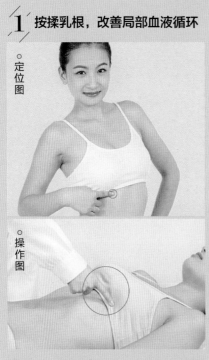

○定位图

○操作图

定位： 位于胸部，乳头直下，乳房根部，第五肋间隙，距前正中线4寸。

按摩操作： 将食指指腹放在乳根穴上，以顺时针方向按揉1分钟。

2 按揉膻中，生津增液

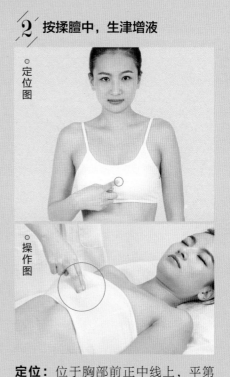

○定位图

○操作图

定位： 位于胸部前正中线上，平第四肋间，两乳头连线的中点。

按摩操作： 将食指、中指并拢，两指指腹按揉膻中穴，力度适中，以局部皮肤潮红、发热为度。

❧膳食调理经验方❧

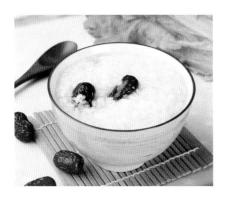

参枣甜糯米粥——补血益气、健脾养胃

材料： 红枣30克，党参10克，糯米50克。

制作方法：

①将党参、红枣加水泡发后煎煮30分钟，捞出切段备用。

②将糯米煮熟后，加入红枣、党参材料和汁液，搅拌均匀即可。

3 按揉中脘，健脾养胃

○定位图

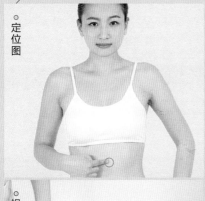

○操作图

定位： 位于上腹部，前正中线上，脐中上4寸。

按摩操作： 食指、中指并拢，两指指腹放在中脘穴上，先顺时针后逆时针方向各按揉2分钟。

4 夹捻少泽，通乳开窍

○定位图

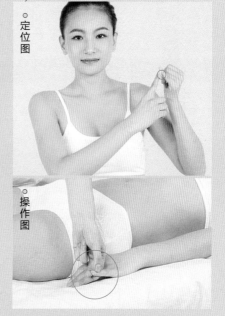

○操作图

定位： 位于手小指末节尺侧，距指甲角0.1寸（指寸）。

按摩操作： 用拇指和食、中两指相对，双手交替夹捻少泽穴1分钟，每日1次，以局部有酸胀感为度。

注意事项

①患者在产后应适当加强营养，尤其应多食富含蛋白质的食物和新鲜蔬菜以及充足的汤水，如豆浆、花生浆、猪蹄汤、肉骨汤及牛奶等，这些有助于乳汁的化生，但不宜过于滋腻或过量。

②情绪波动对乳汁分泌具有重要影响，患者应保持心情愉快，并保证充足睡眠。

按摩处方二： 按揉 足三里 + 按揉 三阴交 + 按揉 血海 + 按揉 乳根

按摩疗法

1 按揉足三里，通络导滞

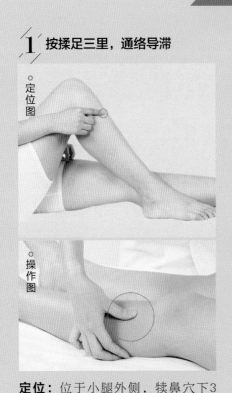

○定位图

○操作图

定位： 位于小腿外侧，犊鼻穴下3寸，距胫骨外侧约一横指处。

按摩操作： 将拇指指端放在足三里穴上，先以顺时针方向按揉2分钟，再以逆时针方向按揉2分钟。

2 按揉三阴交，调和气血

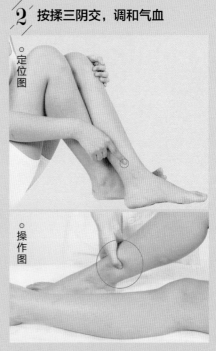

○定位图

○操作图

定位： 位于小腿内侧，足内踝尖上3寸，胫骨内侧缘后方。

按摩操作： 将拇指指端放在三阴交穴上，先以顺时针方向按揉2分钟，再以逆时针方向按揉2分钟。

❀ 随证加穴按摩 ❀

❶ 肾虚型——肾俞

配穴原理： 肾俞穴具有益肾助阳、强腰利水的功效，按揉肾俞穴可缓解肾虚型产后缺乳。

❷ 气郁型——太冲

配穴原理： 太冲穴具有平肝泄热、疏肝养血的功效，按揉太冲穴可缓解气郁型产后缺乳。

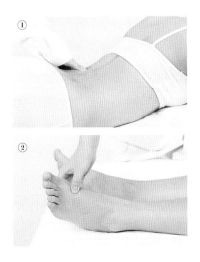

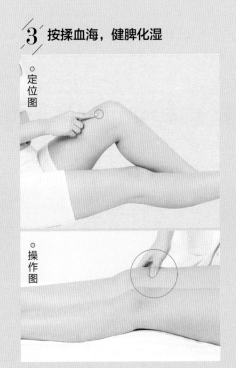

⒊ 按揉血海，健脾化湿

定位图

操作图

定位： 将腿绷直，在膝盖侧会出现一个凹陷的地方，在凹陷的上方有一块隆起的肌肉的顶端。

按摩操作： 用大拇指按揉血海穴100~200次，力度适中。

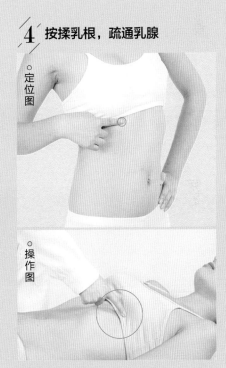

⒋ 按揉乳根，疏通乳腺

定位图

操作图

定位： 位于胸部，乳头直下，乳房根部，第五肋间隙，距前正中线4寸。

按摩操作： 将食指点在乳根穴上，以顺时针方向按揉1分钟，力度由轻到重再到轻。

前列腺炎，利尿通淋按水道

前列腺炎是成年男性常见病之一，是由多种复杂原因引起的前列腺炎症。前列腺炎的临床表现具有多样化，以尿道刺激症状和慢性盆腔疼痛为主要表现。

扫码看视频

按摩处方一： 按揉 中脘 + 点按 水道 + 按揉 大肠俞 + 按揉 足三里

按摩疗法

1 按揉中脘，健脾养胃

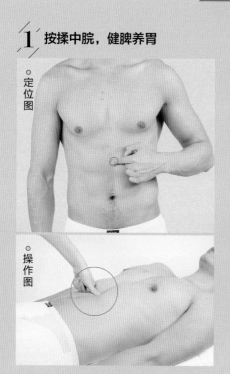

○ 定位图

○ 操作图

定位： 位于上腹部，前正中线上，脐中上4寸。

按摩操作： 半握拳，拇指伸直，将拇指放在中脘穴上，适当用力按揉1分钟，以局部有酸胀感为度。

2 点按水道，利尿通淋

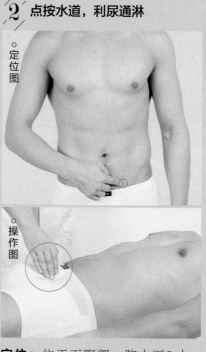

○ 定位图

○ 操作图

定位： 位于下腹部，脐中下3寸，距前正中线2寸。

按摩操作： 食指、中指、无名指、小指并拢，用四指的指腹点按水道穴1~3分钟，以局部有酸胀感为度。

❧ 膳食调理经验方 ❧

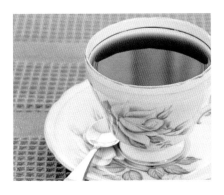

威灵仙牛膝茶——通经络、强筋骨

材料： 威灵仙、牛膝各10克，黑芝麻500克，茶叶、白糖各适量。

制作方法：

①将威灵仙和牛膝洗净，拍碎，备用。

②将黑芝麻、威灵仙和牛膝一起放进茶水里，15分钟后去渣留汁，加白糖调味即可。

---

3 按揉大肠俞，调和肠胃

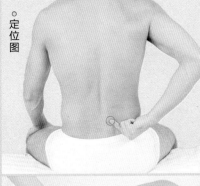

○ 定位图

○ 操作图

定位： 位于腰部，第四腰椎棘突下，后正中线上，旁开1.5寸。

按摩操作： 用拇指指腹按揉大肠俞穴，力度适中，以局部有酸胀、热感为度。

4 按揉足三里，通络导滞

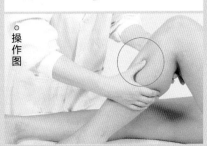

○ 定位图

○ 操作图

定位： 位于小腿外侧，犊鼻穴下3寸，距胫骨前缘一横指。

按摩操作： 用拇指指腹以顺时针方向按揉足三里穴2分钟，力度适中，以局部有酸胀感为度。

⚑ 注意事项 ⚑

①保持良好的生活习惯，如避免久坐及骑自行车、戒烟戒酒、不喝咖啡和浓茶。忌食辛辣、刺激性的食物，这类食品对前列腺和尿道有刺激作用，可能会加重患者症状。
②加强锻炼，提高自身免疫力，预防感冒等其他疾病的发生。

▶ **按摩处方二：** 按揉 阴陵泉 + 按揉 三阴交 + 按压 膀胱俞 + 按揉 血海

按摩疗法

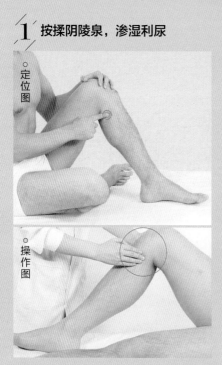

1 按揉阴陵泉，渗湿利尿

○定位图

○操作图

定位： 位于小腿内侧，胫骨内侧髁后下方凹陷处。
按摩操作： 将除拇指外的四指并拢，放于阴陵泉穴上按揉，力度适中，以局部有酸胀感为度。

2 按揉三阴交，益肾兴阳

○定位图

○操作图

定位： 位于小腿内侧，足内踝尖上3寸，胫骨内侧缘后方。
按摩操作： 将食指指腹放在三阴交穴上，适当用力按揉，双下肢交替进行，以局部有酸胀感为度。

❧ 随证加穴按摩 ❧

❶ 小便淋漓——曲骨

配穴原理： 曲骨穴主要用来治疗小便淋漓，是生殖系统保健的特效穴位。

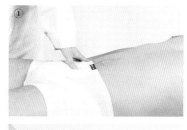

❷ 尿痛——肾俞

配穴原理： 肾俞穴有强腰利水、益肾助阳的功效，是治疗前列腺炎重要配穴。

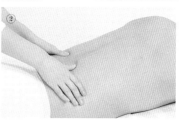

3 按压膀胱俞，益肾助阳

○定位图

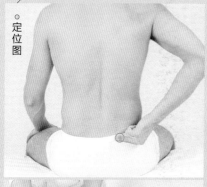

○操作图

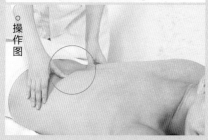

定位： 位于骶部，骶正中嵴旁1.5寸，平第二骶后孔。

按摩操作： 用双手拇指指腹用力按压双侧膀胱俞穴，以局部有酸胀感为度。

4 按揉血海，生化气血

○定位图

○操作图

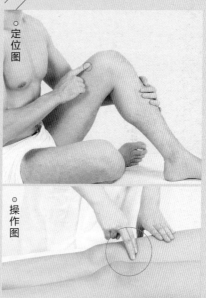

定位： 将腿绷直，在膝盖侧会出现一个凹陷的地方，在凹陷的上方有一块隆起的肌肉的顶端。

按摩操作： 中指、食指并拢，按于血海穴上，以顺时针方向旋转按揉。

补肾四大穴，治疗早泄颇有效

早泄是一种较常见的男性性功能障碍。中医认为此病多由于房劳过度或频繁手淫，或体虚羸弱、虚损遗精日久、肾气不固，以致肾阴阳俱虚所致。

扫码看视频

➡ **按摩处方一：** 按揉 肝俞 ＋压揉 肾俞 ＋掐按 昆仑 ＋点按 涌泉

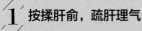

按摩疗法

1 按揉肝俞，疏肝理气

○定位图

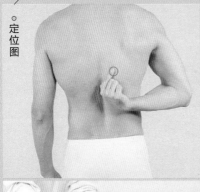

○操作图

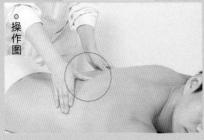

定位： 位于背部，第九胸椎棘突下，旁开1.5寸。
按摩操作： 将双手拇指指腹放于两侧肝俞穴上，按揉15分钟，力度适中，以局部有酸胀感为度。

2 压揉肾俞，益肾助阳

○定位图

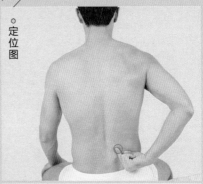

○操作图

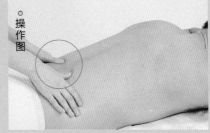

定位： 位于腰部，第二腰椎棘突下，旁开1.5寸。
按摩操作： 将拇指指腹放于肾俞穴上，微用力压揉，以局部有酸胀感为宜。

❧ 膳食调理经验方 ❧

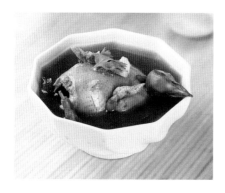

枸杞子炖乳鸽——补心益脾、固摄精气

材料： 枸杞子30克，乳鸽200克，香菜适量。

制作方法：

① 将乳鸽去毛及内脏，斩件，洗净；枸杞子、香菜洗净，备用。

② 将枸杞子、乳鸽放入炖盅内，加适量清水炖熟，配上香菜即可。

---

3 掐按昆仑，散热化气

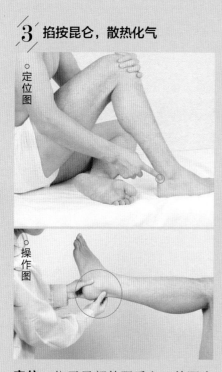

○ 定位图

○ 操作图

定位： 位于足部外踝后方，外踝尖与跟腱之间的凹陷处。

按摩操作： 用拇指与食指、中指相对呈钳形，掐按昆仑穴15分钟，以局部有酸胀感为度。

4 点按涌泉，散热生气

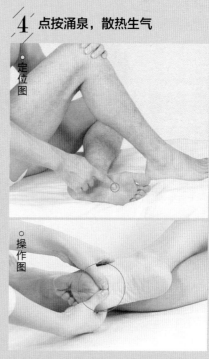

○ 定位图

○ 操作图

定位： 位于足底部，在足前部凹陷处，第二、第三趾趾缝纹头端与足跟连线的前1/3处。

按摩操作： 用拇指指腹点按涌泉穴，力度适中，以局部有酸痛感为宜。

⚡ 注意事项 ⚡

①按摩前先用手掌在小腹部旋转按摩一两分钟，充分预热后再开始穴位的按摩。每个穴位用指腹持续按压1分钟左右，以有酸麻、胀痛感为佳，如有疼痛要立即停止。另外，如果排尿时有灼热、疼痛或尿液白浊，或有尿意等情况，则不宜随意按摩。

②此外，日常生活中做到房事有节，起居有常。

➤ **按摩处方二：** 按揉 **心俞** + 按揉 **命门** + 按压 **太溪** + 按揉 **关元**

按摩疗法

1 按揉心俞，宁心安神

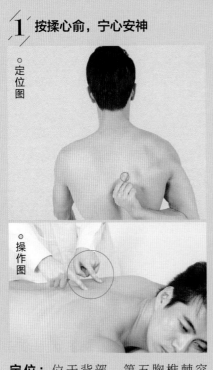

○定位图

○操作图

定位： 位于背部，第五胸椎棘突下，旁开1.5寸。

按摩操作： 将双手食指放于两侧心俞穴上按揉，力度适中，以局部有酸胀感为度。

2 按揉命门，调和气血

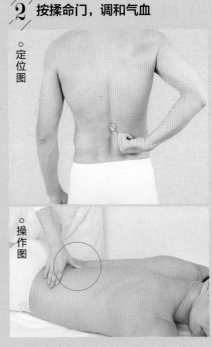

○定位图

○操作图

定位： 位于腰部，后正中线上，第二腰椎棘突下凹陷中。

按摩操作： 用拇指指腹按揉命门穴，力度适中，以局部有酸胀感为度。

🐾 随证加穴按摩 🐾

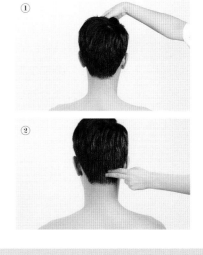

① ②

❶ 失眠——百会

配穴原理：百会穴具有升阳举陷、益气固脱的功效，按揉百会穴可缓解失眠。

❷ 头晕——风府

配穴原理：风府穴具有散热吸湿、通关开窍的功效，按揉风府穴可缓解头晕。

❸ 按压太溪，壮阳强腰

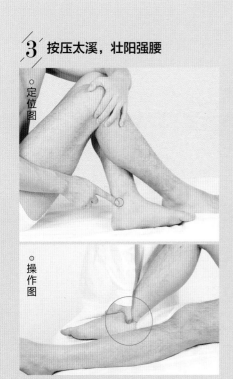

○定位图

○操作图

定位：位于足内侧，内踝后方，内踝尖与跟腱之间的凹陷处。

按摩操作：将拇指指腹放于太溪穴上，微用力按压，以局部有酸胀感为宜。

❹ 按揉关元，散热生气

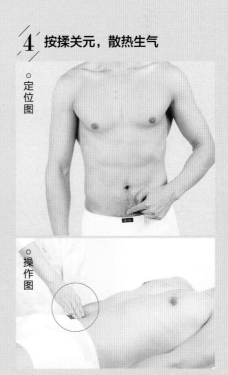

○定位图

○操作图

定位：位于下腹部，前正中线上，脐中下3寸。

按摩操作：食指、中指、无名指紧并，用三指指腹按揉关元穴，力度适中，以局部有酸胀感为度。

不育症疗效差，按按关元培补元气

生育的基本条件是要具有正常的性功能和能与卵子结合的正常精子。不育症是指育龄夫妇同居1年以上，性生活正常，又未采取任何避孕措施，由于男方的原因而使女方不能受孕。

扫码看视频

👉 **按摩处方：** 按揉 关元 ＋按揉 足三里 ＋按揉 太溪 ＋按揉 三阴交

按摩疗法

1 按揉关元，培补元气

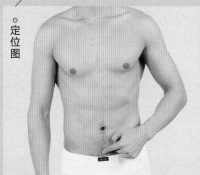
○ 定位图

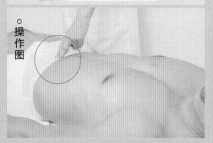
○ 操作图

定位： 位于下腹部，前正中线上，脐中下3寸。

按摩操作： 食指、中指并拢，用两指指腹按揉关元穴，分别以顺时针、逆时针方向各按揉2分钟。

2 按揉足三里，通络导滞

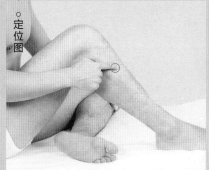
○ 定位图

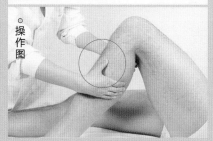
○ 操作图

定位： 位于小腿前外侧，犊鼻穴下3寸，距胫骨前缘一横指。

按摩操作： 用拇指指腹按揉足三里穴2分钟，力度适中，以局部皮肤潮红、发热为度。

❧ 随证加穴按摩 ❧

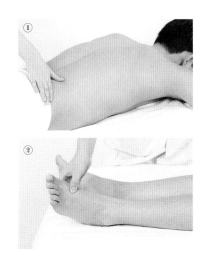

❶ 肾阳虚——肾俞

配穴原理：肾俞穴具有益肾助阳、强腰利水的功效，按揉肾俞穴可治疗肾阳虚引起的不育症。

❷ 肝郁——太冲

配穴原理：太冲穴具有平肝泄热、疏肝养血的功效，按揉太冲穴可治疗肝郁。

3 按揉太溪，壮阳强腰

○定位图

○操作图

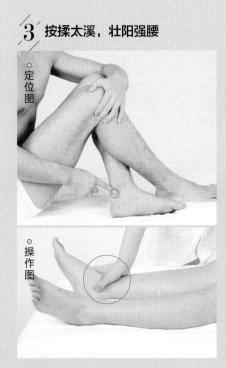

定位：位于足内侧，内踝后方，内踝尖与跟腱之间的凹陷处。

按摩操作：用大拇指指腹按揉太溪穴100~200次，力度适中，以局部有酸胀感为度。

4 按揉三阴交，益血活血

○定位图

○操作图

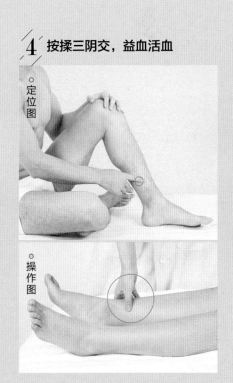

定位：位于小腿内侧，足内踝尖上3寸，胫骨内侧缘后方。

按摩操作：用大拇指指腹按揉三阴交穴100~200次，力度适中，以局部有酸胀感为度。

四穴通调内分泌，祛除黄褐斑

黄褐斑，又称"蝴蝶斑""肝斑"。本病发生的原因是内分泌异常，还与月经不调、失眠及日晒等有一定的关系。中医学认为，本病多由肝气郁结、气血瘀滞或肾阳不足等所致。

扫码看视频

▶ **按摩处方一：** 轻摩 血海 + 按压 三阴交 + 按压 太冲 + 按压 合谷

按摩疗法

1 轻摩血海，清泻血热

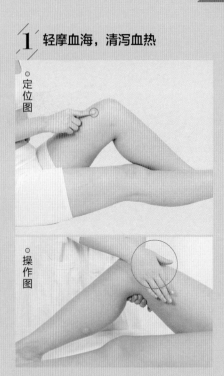

○定位图

○操作图

定位： 将腿绷直，在膝盖侧会出现一个凹陷的地方，在凹陷的上方有一块隆起的肌肉的顶端。

按摩操作： 搓热双手掌心后覆盖在血海穴上，以顺时针方向轻摩30次。

2 按压三阴交，调和气血

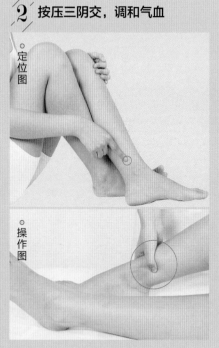

○定位图

○操作图

定位： 位于小腿内侧，足内踝尖上3寸，胫骨内侧缘后方。

按摩操作： 用拇指指腹按压三阴交穴，力度适中，以每秒1～2次的频率有节奏地按压1分钟。

❧ 膳食调理经验方 ❧

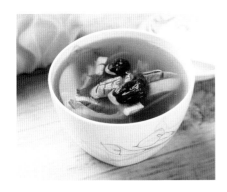

百合参汤——养阴润肺、滋阴补血

材料： 水发百合75克，红枣10克，沙参1个，冰糖适量。

制作方法：

①将水发百合、红枣均洗净备用，沙参用温水清洗备用。

②以上材料加入适量冰糖和清水，煲至熟即可。

3 按压太冲，平肝泄热	4 按压合谷，镇静止痛
○定位图 ○操作图 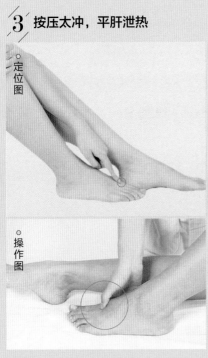	○定位图 ○操作图

定位： 位于足背侧，第一跖骨间隙的后方凹陷处。

按摩操作： 用拇指指腹按压太冲穴，力度适中，以每秒1~2次的频率有节奏地按压1分钟。

定位： 位于手背，第一、第二掌骨之间，第二掌骨桡侧的中点处。

按摩操作： 用拇指指腹按压合谷穴，力度适中，以每秒1~2次的频率有节奏地按压1分钟。

❧ 注意事项 ❧

①若怀孕后出现黄褐斑者，一般只需做面部按摩，并应多吃新鲜蔬菜和水果；或产前产后服维生素C，每日1克，有抑制色素合成的作用。治疗中需保持心情舒畅，避免过多忧虑。

②此外，患者在治疗期间，需保持清淡的饮食，不宜进食辛辣、刺激之物。

▶ **按摩处方二：** 搓擦 涌泉 ＋点按 内关 ＋点按 膻中 ＋推揉 肾俞

按摩疗法

1 搓擦涌泉，解表退热

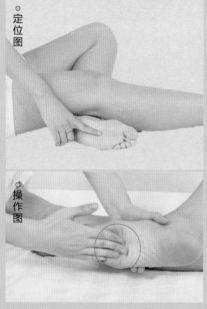

○定位图
○操作图

定位： 位于足底部，足底第二、第三趾趾缝纹头端与足跟连线的前1/3与后2/3交点上。
按摩操作： 用手掌来回搓擦涌泉穴，以局部有热感为度。

2 点按内关，理气降逆

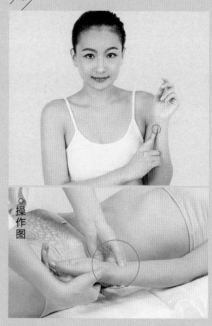

○操作图

定位： 位于手掌面关节横纹的中央，往上约三指宽的中央凹陷处。
按摩操作： 用拇指指腹点按内关穴，力度由轻到重，以局部有酸胀感为度。

✦ 随证加穴按摩 ✦

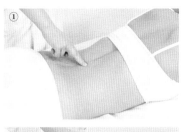

❶ 肢体寒冷——命门

配穴原理： 命门穴具有培元固本、强健腰膝的功效，按揉命门穴可缓解肢体寒冷。

❷ 皮肤松弛——颧髎

配穴原理： 按摩颧髎穴，可改善面部肌肤松弛度，减少皱纹的产生，改善黄褐斑。

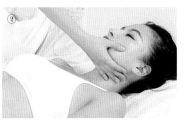

---

3 点按膻中，益气养血

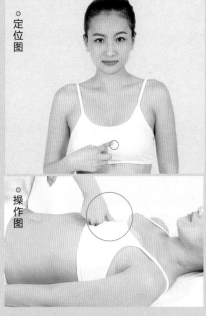

○定位图

○操作图

定位： 位于胸部前正中线上，平第四肋间，两乳头连线的中点。

按摩操作： 将拇指指腹放在膻中穴上，先顺时针后逆时针方向点按，力度适中，以局部有酸胀感为度。

4 推揉肾俞，补益肾气

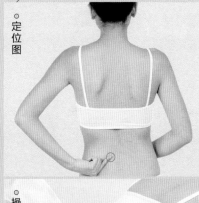

○定位图

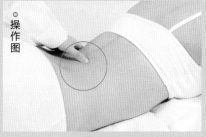

○操作图

定位： 位于腰部，第二腰椎棘突下，旁开1.5寸。

按摩操作： 用拇指指腹反复推揉肾俞穴，力度适中，以局部有酸胀感为度。

脱发找准头部穴位，止脱生发更安心

脱发是头发脱落的现象，有生理性和病理性之分。生理性脱发是指头发正常脱落。病理性脱发是指头发异常或是过度脱落。生活压力大、睡眠不足，以及伤寒、重症流感等疾病都可引起脱发。

扫码看视频

➧ **按摩处方：** 按揉 上星 +按揉 百会 +按揉 率谷 +按压 三阴交
+拿捏 风池 +按揉 玉枕

按摩疗法

1 按揉上星，息风清热

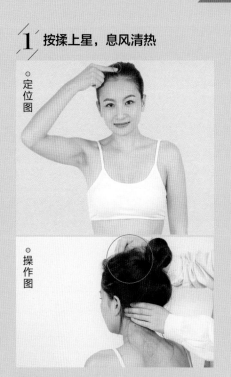

○定位图

○操作图

定位： 位于头部，前发际正中直上1寸。

按摩操作： 将食指、中指并拢，指腹放于上星穴上按3～5分钟，力度适中，以局部有酸胀感为度。

2 按揉百会，益气固脱

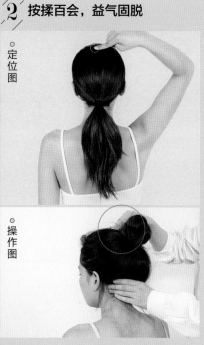

○定位图

○操作图

定位： 位于头顶正中心，以两边耳尖画直线与鼻子到后颈直线的交叉点（即两耳角直上连线中点）。

按摩操作： 用食指、中指指腹按揉百会穴20次，以局部有酸胀感为宜。

❧ 随证加穴按摩 ❧

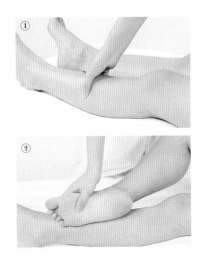

❶ 眩晕——丰隆

配穴原理： 丰隆穴具有化痰平喘、和胃气的功效，按揉丰隆穴可缓解眩晕。

❷ 失眠——涌泉

配穴原理： 涌泉穴具有散热生气、聪耳明目的功效，按揉涌泉穴可缓解失眠。

3 按揉率谷，降浊除湿

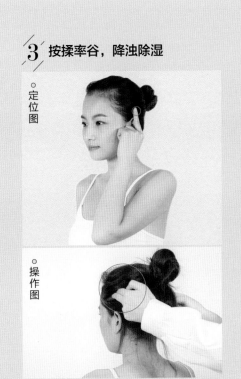

○定位图

○操作图

定位： 位于头部，耳尖直上入发际1.5寸，角孙穴直上方。

按摩操作： 将食指、中指并拢，按揉率谷穴2~3分钟，力度适中，以局部有酸胀感为度。

4 按压三阴交，通经活络

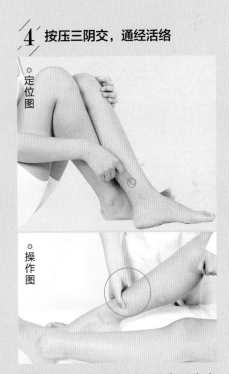

○定位图

○操作图

定位： 位于小腿内侧，足内踝尖上3寸，胫骨内侧缘后方。

按摩操作： 用拇指指尖按压在三阴交穴上，力度适中，左、右交替操作，以局部有酸胀感为度。

❧ 膳食调理经验方 ❧

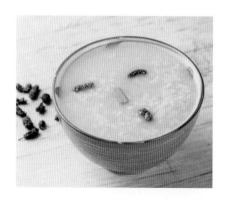

桑葚粥——补肝益肾、明目乌发

材料： 干桑葚20~30克（鲜桑葚加倍），糯米100克，冰糖或蜂蜜适量。

制作方法：

①将桑葚浸泡片刻，反复洗净，糯米洗净备用。

②将洗好的桑葚和糯米放在砂锅中，加适量清水，用文火煮成粥，加冰糖或蜂蜜即成。

---

5 拿捏风池，祛风散寒

○定位图

○操作图

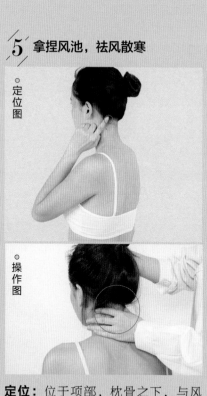

定位： 位于项部，枕骨之下，与风府穴相平，胸锁乳突肌与斜方肌上端之间的凹陷处。

按摩操作： 以拇指和食指如钳形相对，拿捏风池穴30次，力度适中。

6 按揉玉枕，清热明目

○定位图

○操作图

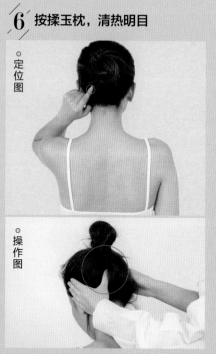

定位： 位于头后部，后发际正中直上2.5寸，旁开1.3寸，平枕外隆凸上缘的凹陷处。

按摩操作： 其余四指做支撑，大拇指按揉玉枕穴2~3分钟，力度适中。

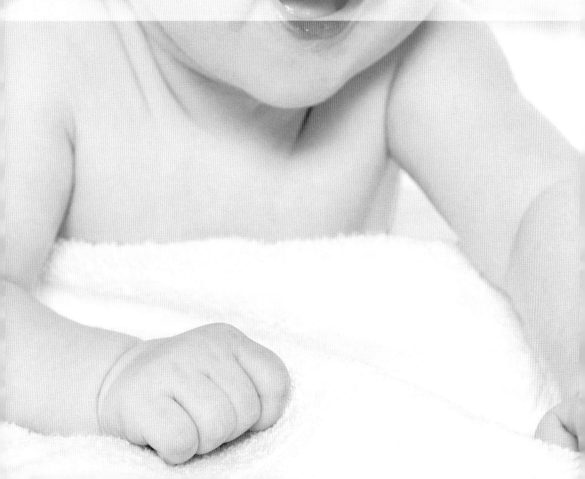

6

CHAPTER

儿科疾病按摩，捏捏按按百病消

按摩是中国古老的医治伤病的自然疗法、物理疗法，不需要用药就能达到治病的作用。宝宝生病了，如果妈妈懂得一点简单的按摩方法，不仅能帮助宝宝尽快治病疗疾，还能免去宝宝打针吃药的痛苦。本章收集了一些简单易学的小儿按摩知识，让妈妈帮宝宝治病强身。

小儿感冒，天门、坎宫解表清热

小儿感冒，即小儿上呼吸道急性感染，简称上感，是小儿常见病之一。大部分患儿感冒是以病毒入侵为主，此外，也可能是支原体或细菌感染。常以发热、恶寒、咳嗽为特征。

扫码看视频

▶ **按摩处方一：** 按揉 天门 +推 坎宫 +点按 合谷 +推按 肺经

按摩疗法

1 推摩天门，解表发汗

○定位图

○操作图

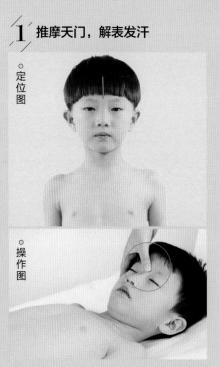

定位： 位于两眉头连线正中点至前发际成一直线。

按摩操作： 用拇指指腹按揉天门穴1～2分钟，力度适中，以局部有酸胀感为度。

2 推坎宫，清热止痛

○定位图

○操作图

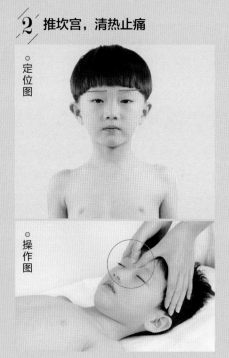

定位： 位于自眉头起沿眉向眉梢成一直线。

按摩操作： 用两手拇指自眉心沿两侧眉梢做分推，其余四指轻放在头部两侧固定，推30～50次。

❧ 膳食调理经验方 ❧

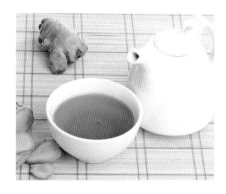

姜糖饮——祛风散寒

材料： 生姜15克，红糖适量。

制作方法：

①将生姜放入沸水中煮10分钟，至生姜析出有效成分。

②将姜汤倒入杯中，加适量红糖拌匀即可。

3 点按合谷，通经活络

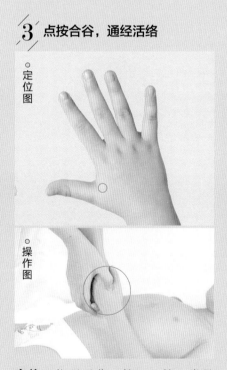

。定位图

。操作图

定位： 位于手背，第一、第二掌骨之间，第二掌骨桡侧的中点处。

按摩操作： 用拇指指腹点按合谷穴30～50次，两侧交替操作，以局部有酸胀感为度。

4 推按肺经，宣肺理气

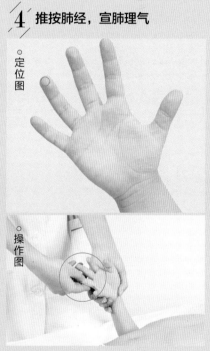

。定位图

。操作图

定位： 位于无名指末节螺纹面。

按摩操作： 用拇指指腹自小儿无名指根向指尖方向推按30～50次，力度适中，以局部皮肤潮红、发热为度。

注意事项

①讲卫生，避免发病诱因。衣服穿得过多或过少，室温过高或过低，天气骤变，环境污染和被动吸烟等，都是上呼吸道感染的诱因，应注意防范。

②积极锻炼，多进行户外活动等，能增强体质，防止上呼吸道感染。

按摩处方二： 按揉 中府 ＋点按 缺盆 ＋按揉 肺俞 ＋推按 足三里

按摩疗法

1 按揉中府，清泻肺热

○定位图

○操作图

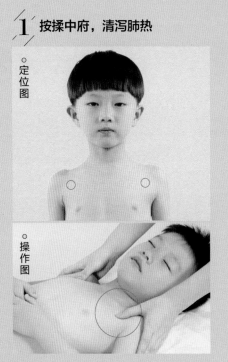

定位： 位于胸前壁的外上方、云门穴下1寸，平第一肋间隙，距前正中线6寸。

按摩操作： 用拇指指腹按揉中府穴，力度适中，以局部有酸胀感为度。

2 点按缺盆，止咳平喘

○定位图

○操作图

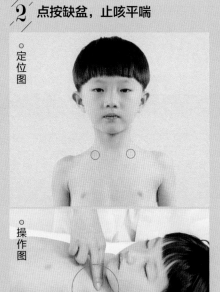

定位： 位于锁骨上窝中央，距前正中线4寸。

按摩操作： 食指、中指并拢，点按缺盆穴，力度适中，以局部皮肤潮红、发热为度。

❧ 随证加穴按摩 ❧

❶ 咳嗽——脾经

配穴原理： 脾经上的穴位具有健脾养胃、调理肠道的功效，按揉脾经可缓解咳嗽。

❷ 发热——肝经

配穴原理： 肝经上的穴位具有息风镇惊、养心安神的功效，按揉肝经可缓解发热。

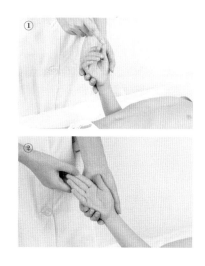

---

3 按揉肺俞，宣肺止咳

○ 定位图

○ 操作图

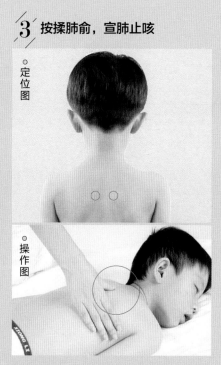

定位： 位于背部，第三胸椎棘突下，旁开1.5寸。

按摩操作： 用拇指指腹按揉肺俞穴，力度适中，以局部有酸胀感为度。

4 推按足三里，保健祛病

○ 定位图

○ 操作图

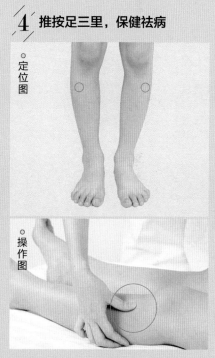

定位： 位于小腿前外侧，犊鼻穴下3寸，距胫骨前缘一横指。

按摩操作： 用拇指指腹推按足三里穴，力度适中，以局部皮肤潮红、发热为度。

小儿咳嗽，风池、中府止咳灵

小儿咳嗽，是小儿呼吸系统疾病之一。当呼吸道有异物或受到过敏性因素刺激时，即会引起咳嗽。中医认为，外感之邪多从肺脏侵袭人体，易致肺失宣肃，肺气上逆则发为咳嗽。

扫码看视频

▶ **按摩处方：** 按揉 风池 ＋点按 涌泉 ＋按揉 中府 ＋刮擦 少商

按摩疗法

1 按揉风池，祛风散寒

○定位图

○操作图

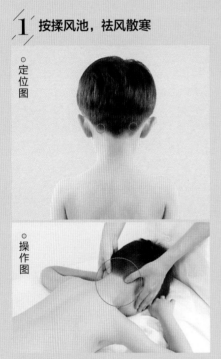

定位： 位于项部，枕骨之下，与风府穴相平，胸锁乳突肌与斜方肌上端之间的凹陷处。

按摩操作： 用拇指指腹按揉风池穴，力度适中，以局部有酸胀感为度。

2 点按涌泉，散热生气

○定位图

○操作图

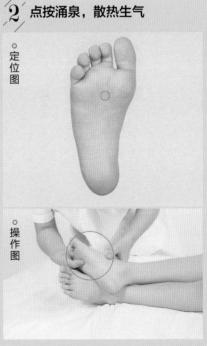

定位： 位于足底部，在足前部凹陷处，第二、第三趾趾缝纹头端与足跟连线的前1/3处。

按摩操作： 用拇指指腹轻柔点按涌泉穴，以局部有酸胀感为度。

❊ 随证加穴按摩 ❊

❶ 头痛——关冲

配穴原理：关冲穴具有泻热开窍、活血通络的功效，按揉关冲穴可缓解头痛。

❷ 胸闷——商阳

配穴原理：商阳穴具有清热泻火、宣肺止咳的功效，按揉商阳穴可缓解胸闷。

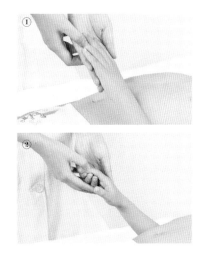

---

3 按揉中府，清泻肺热

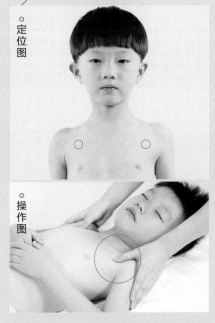

○定位图

○操作图

定位：位于胸前壁的外上方，云门穴下1寸，平第一肋间隙，距前正中线6寸。

按摩操作：用拇指指腹按揉中府穴，力度适中，以局部有酸胀感为度。

4 刮擦少商，宣肺解郁

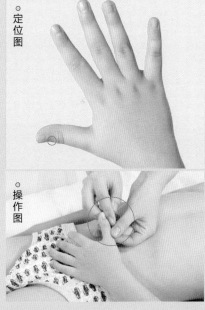

○定位图

○操作图

定位：位于手拇指末节桡侧，距指甲角0.1寸（指寸）。

按摩操作：食指和中指弯曲刮擦少商穴1~2分钟，力度适中，以局部皮肤潮红、发热为度。

小儿发热，按按天河水泻火除烦

小儿发热是儿科许多疾病的一个共同病症。小儿低热体温介于37.3～38℃，中热体温为38.1～39℃，高热体温为39.1～40℃，超高热则为41℃以上。

扫码看视频

🦴 **按摩处方：** 推摩 天河水 + 推摩 肺经 + 按揉 曲池 + 点揉 合谷

按摩疗法

1 推摩天河水，泻火除烦

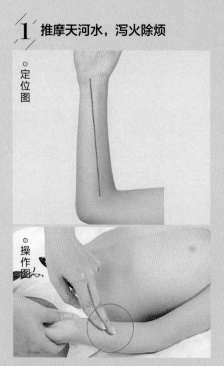

○定位图

○操作图

定位： 位于前臂正中，自腕至肘成一直线。
按摩操作： 食指、中指并拢，用两指指腹推摩天河水穴30～50次，以局部皮肤潮红、发热为度。

2 推摩肺经，宣肺清热

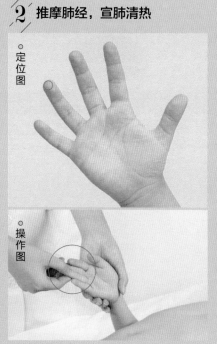

○定位图

○操作图

定位： 位于无名指末节螺纹面。
按摩操作： 用拇指指腹推摩肺经穴1～2分钟，力度适中，以局部皮肤潮红、发热为度。

🎋 随证加穴按摩 🎋

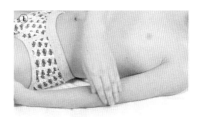

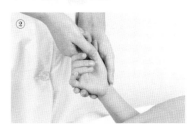

❶ 外感型——尺泽

配穴原理： 尺泽穴具有清热和胃、通络止痛的功效，按揉尺泽穴可缓解外感型发热。

❷ 肺胃实热型——清胃经

配穴原理： 清胃经具有宁心安神、理气镇痛的功效，可缓解肺胃实热型发热。

---

3 按揉曲池，宣肺止咳

○ 定位图

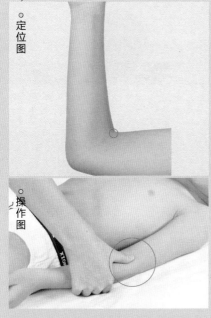

○ 操作图

定位： 位于肘横纹外侧端，屈肘时，尺泽穴与肱骨外上髁连线中点。

按摩操作： 用拇指指腹按揉曲池穴 30～50 次，力度适中，以局部有酸胀感为度。

4 点揉合谷，通经活络

○ 定位图

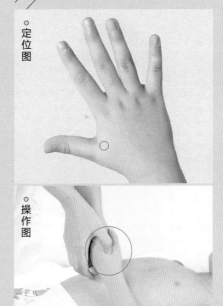

○ 操作图

定位： 位于手背，第一、第二掌骨之间，第二掌骨桡侧的中点处。

按摩操作： 用拇指指腹点揉合谷穴 1～2 分钟，力度适中，以局部有酸胀感为度。

小儿哮喘，肺俞、缺盆宣肺止咳

小儿哮喘是小儿常见的慢性呼吸系统疾病，主要以呼吸困难为特征。本病常反复发作，迁延难愈，病因较为复杂，临床表现为反复发作性喘息、呼吸困难、气促、胸闷或咳嗽。

扫码看视频

按摩处方： 按揉 缺盆 + 按揉 肺俞 + 按揉 太渊 + 推揉 曲池

按摩疗法

1 按揉缺盆，止咳平喘

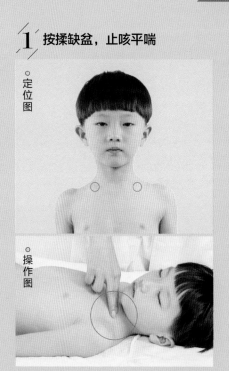

○ 定位图

○ 操作图

定位： 位于锁骨上窝中央，距前正中线4寸。

按摩操作： 食指、中指并拢，按揉缺盆穴，力度适中，以局部皮肤潮红、发热为度。

2 按揉肺俞，宣肺止咳

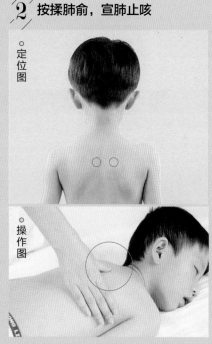

○ 定位图

○ 操作图

定位： 位于背部，第三胸椎棘突下，旁开1.5寸。

按摩操作： 用拇指指腹按揉肺俞穴，力度适中，以局部有酸胀感为度。

❧ 随证加穴按摩 ❧

❶ 痰多咳嗽——膻中

配穴原理： 膻中穴有舒缓胸肺之气的功效，按摩膻中穴，可以平喘化痰。

❷ 支气管痉挛——列缺

配穴原理： 按摩列缺穴，有舒缓胸肺之气、平喘的功效。

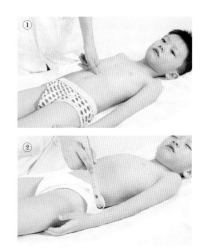

3 按揉太渊，止咳化痰

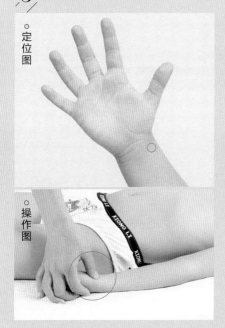

○定位图

○操作图

定位： 位于腕掌侧横纹桡侧，桡动脉搏动处。

按摩操作： 用拇指指腹按揉太渊穴，力度适中，双侧交替进行，以局部有酸胀感为度。

4 推揉曲池，解表退热

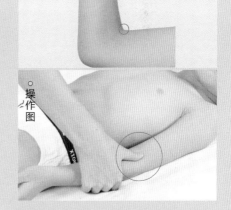

○定位图

○操作图

定位： 位于肘横纹外侧端，屈肘时，尺泽穴与肱骨外上髁连线中点。

按摩操作： 将拇指放于曲池穴上推揉，其余四指半握附于手臂上，力度适中，以局部皮肤潮红、发热为度。

小儿惊风昏迷，按人中醒神开窍

小儿惊风又称"小儿惊厥"，是小儿时期常见的一种急重病症，其临床症状多以抽搐伴高热、昏迷为主。常见于5岁以下的小儿，年龄越小，发病率越高。

扫码看视频

按摩处方： 掐 人中 ＋按揉 曲池 ＋掐揉 肩井 ＋按揉 涌泉

按摩疗法

1 掐人中，醒神开窍

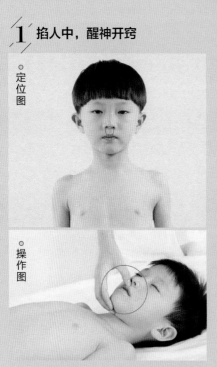

◎定位图

◎操作图

定位： 位于面部，人中沟的上1/3与中1/3交点处。

按摩操作： 用拇指指尖叩掐人中穴，切勿掐破皮肤，力度由轻至重，清醒即止。

2 按揉曲池，宣肺止咳

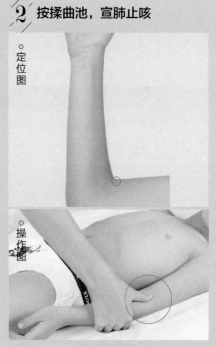

◎定位图

◎操作图

定位： 位于肘横纹外侧端，屈肘时，尺泽穴与肱骨外上髁连线中点。

按摩操作： 用拇指指腹按揉曲池穴20~30次，力度适中，以局部有酸胀感为度。

❧ 随证加穴按摩 ❧

❶ 头痛——昆仑

配穴原理： 昆仑穴具有散热化气、通经活络的功效，按揉昆仑穴可缓解头痛。

❷ 抽搐——后承山

配穴原理： 后承山穴具有通经活络、止抽搐的功效，按揉后承山穴可缓解抽搐。

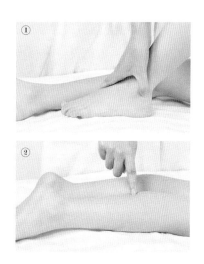

3 掐揉肩井，发汗解表

○定位图

○操作图

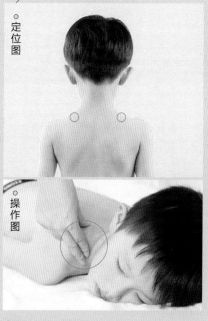

定位： 位于肩上，前直乳中，当大椎穴与肩峰端连线的中点上。

按摩操作： 用拇指指腹掐揉肩井穴2～3分钟，力度适中，以局部有酸胀感为度。

4 按揉涌泉，散热生气

○定位图

○操作图

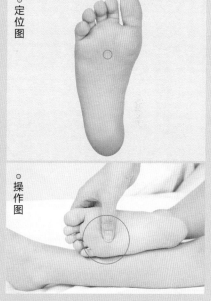

定位： 位于足底部，在足前部凹陷处，第二、第三趾趾缝纹头端与足跟连线的前1/3处。

按摩操作： 用拇指指腹按揉涌泉穴，力度适中，以局部有酸胀感为度。

小儿腹泻，调理脾胃找脾俞

　　小儿腹泻多见于2岁以下的婴幼儿，是小儿常见病之一。可由饮食不当和肠道细菌感染或病毒感染引起，以大便次数增多、腹胀、肠鸣、粪便酸腐臭秽或粪质稀薄等为主要临床表现。

扫码看视频

▶ **按摩处方：** 按揉 中脘 ＋ 按揉 神阙 ＋ 按揉 劳宫 ＋ 按揉 脾俞

按摩疗法

1 按揉中脘，健脾养胃

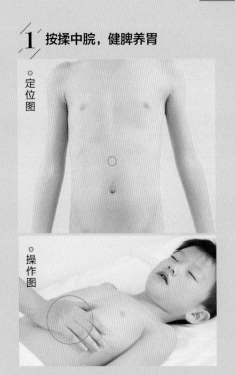

○ 定位图

○ 操作图

定位： 位于人体上腹部，前正中线上，脐中上4寸。
按摩操作： 用手掌掌根以顺时针方向按揉中脘穴，力度适中，以局部有酸胀感为度。

2 按揉神阙，温阳散寒

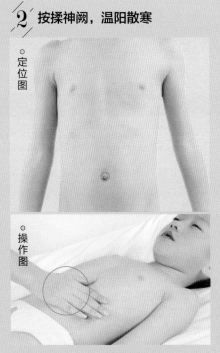

○ 定位图

○ 操作图

定位： 位于腹中部，脐中央。
按摩操作： 用手掌掌根以顺时针方向按揉神阙穴5分钟，力度适中，以局部有酸胀感为度。

随证加穴按摩

❶ 寒湿泻型——外劳宫

配穴原理： 外劳宫穴通经活络，祛风止痛，是治疗与调养腹泻疗效比较显著的重点穴位之一。

❷ 脘腹胀满——身柱

配穴原理： 身柱穴有补气壮阳的作用。按摩此穴可以有效改善体弱多病和消化不良。

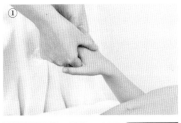
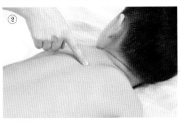

3 按揉劳宫，疏风解表

○定位图

○操作图

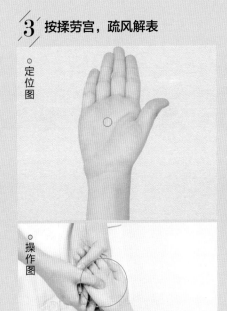

定位： 位于手掌心，第二、第三掌骨之间。

按摩操作： 用拇指指腹以顺时针方向按揉劳宫穴20～30次，力度适中，以局部有酸胀感为度。

4 按揉脾俞，健脾和胃

○定位图

○操作图

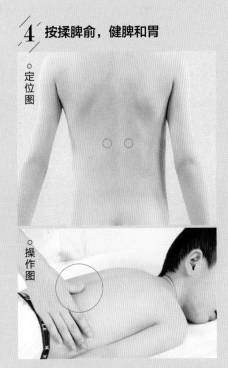

定位： 位于背部，第十一胸椎棘突下，旁开1.5寸。

按摩操作： 用拇指指腹按揉脾俞穴5分钟，力度适中，以局部有酸胀感为度。

小儿消化不良，揉揉中脘促消化

　　小儿消化不良是由饮食不当或非感染性引起的小儿肠胃疾患。在临床上有以下症状：如餐后饱胀、进食量少，偶有呕吐、哭闹不安等主要症状。

扫码看视频

➤ **按摩处方：** 按揉 中脘 + 按揉 合谷 + 按揉 上巨虚 + 按揉 足三里

按摩疗法

1 按揉中脘，健脾养胃

○定位图

○操作图

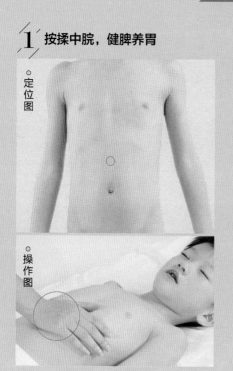

定位： 位于人体上腹部，前正中线上，脐中上4寸。
按摩操作： 用手掌掌根以顺时针方向按揉中脘穴，力度适中，以局部有酸胀感为度。

2 按揉合谷，镇静止痛

○定位图

○操作图

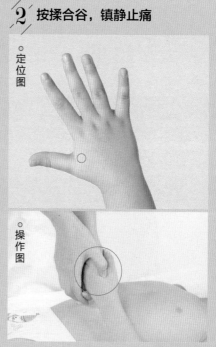

定位： 位于手背，第一、第二掌骨之间，第二掌骨桡侧的中点。
按摩操作： 用拇指指腹按揉合谷穴，力度适中，以局部皮肤潮红、发热为度。

🎍 随证加穴按摩 🎍

❶ 上吐下泻频繁，高热——外八卦

配穴原理： 按揉外八卦穴可温补脾胃，退热，止呕，还能帮助小孩消化。

❷ 精神萎靡，伤食——外劳宫

配穴原理： 外劳宫穴有理脾胃、调气血、助消化、补虚弱的功效，可促进消化。

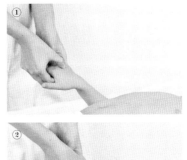
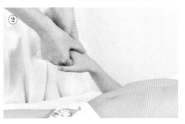

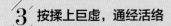

3　按揉上巨虚，通经活络

○定位图

○操作图

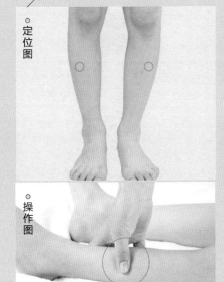

定位： 位于小腿前外侧，犊鼻下6寸，距胫骨前缘一横指。

按摩操作： 用拇指指腹按揉上巨虚穴，力度适中，以局部皮肤潮红、发热为度。

4　按揉足三里，通络导滞

○定位图

○操作图

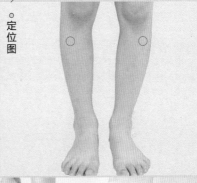
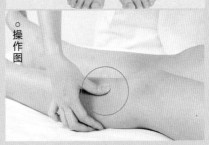

定位： 位于小腿前外侧，犊鼻穴下3寸，距胫骨前缘一横指。

按摩操作： 用拇指指腹按揉足三里穴，力度适中，以局部皮肤潮红、发热为度。

小儿流涎，承浆敛住心之液

小儿流涎症，俗称"流口水"，是唾液增多的一种症状。其病理因素常见于口腔和咽部黏膜炎症、面神经麻痹、脑炎后遗症等，唾液分泌过多和吞咽不利也可导致流涎。

扫码看视频

按摩处方： 按揉 外劳宫 + 按揉 承浆

按摩疗法

1 按揉外劳宫，健脾养胃

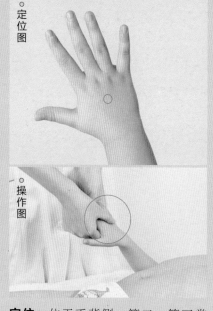

○定位图

○操作图

定位： 位于手背侧，第二、第三掌骨之间，掌指关节后0.5寸处。

按摩操作： 将拇指指腹以顺时针方向按揉外劳宫穴，力度适中，两侧交替进行。

2 按揉承浆，生津敛液

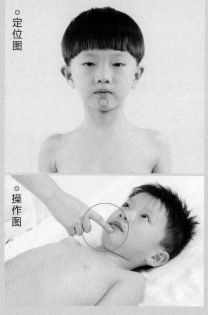

○定位图

○操作图

定位： 位于下嘴唇正中线凹陷处。

按摩操作： 用食指指腹以顺时针方向按揉承浆穴1分钟，力度适中，以局部有酸胀感为度。